团体音乐治疗

万瑛 著

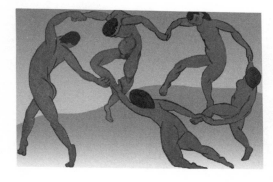

重庆大学出版社

CONTENTS

目　录

导　论

音乐与我们的关系

第一节　人类的音乐性

世界上有一种奇妙的声音，那就是音乐。它是我们心灵跳动的音符，是大自然赋予人类的礼物；它如涟漪般激起人们心中的波澜，表达着人们丰富的内心情感世界。无论快乐还是忧伤，音乐都是我们最忠实的伙伴，总能带给我们心灵的慰藉。音乐的语言无国界，我们充满情感的心灵都能在音乐中诉说喜怒哀乐，品尝孤独与幸福；透过音乐的回味，我们可以聆听内在世界的渴望，找到来自我们心中的美好。古往今来，音乐既是一门情感的艺术，也是一种有效的治疗手段。这一切都来源于人类与音乐密不可分的关系。

一、音乐是人类的普遍特质

音乐在世界各地人民的生活中都扮演着重要的角色，它不分时空广泛而普遍地存在着，对人们的生活产生着深远的影响。对于个体而言，音乐也陪伴我们一生，从孩提时的摇篮曲到告别这个世界时的安魂曲，音乐一直陪伴在我们身边。音乐从什么时候产生？音乐是谁创造的？虽然，这些问题的答案我们无法考证，但我们能从人类发展的历史轨迹看到，因为文化差异，东方和西方、古代和现代形成了不同的音乐风格，而且，即使在最古老的年代，因为地域的限制无法进行文化交流，人们却都不约而同地选择了同样振动的音高作为音乐的基本素材，用同样的音律形成的音乐陪伴在人们左右。这绝不是偶然的，音乐心理学家告诉我们，这是人类的音乐性使然。

"音乐性"被定义为人对音乐刺激的反应性或感受性。此外，它还包括人对音乐的欣赏或理解，但不一定包括音乐表演的技术能力（Hodges，1980）。由这个定义，我们可以理解为所有人都具备某种程度的音乐性，都会以自己的文化为根基对音乐做出自己特有形式的反应，即使有严重精神障碍和身体残障的人也会通过某种方式对音乐做出反应，这也使得人们可以通过音乐疗愈不同的人群，比如自闭症人群、精神障碍人群、成年残障人群等，使音乐治疗得以成为一门独立的学科。

二、音乐中的节奏是生命活动的基础

为什么人类具有音乐性，这种音乐性又是怎样产生的呢？首先，人类具备了产生音乐素质的生物学基础——人类的基因指令所造就的大脑和身体预制了音乐性（Wilson，1986）。就像我们生来就具备语言的潜能一样，我们生来也能对一定文化的音乐做出反应。其次，从进化论的角度来看，无论哪个时期和哪个地域的音乐均有一个基本要素——节奏。我们可以听到没有音高的节奏音乐，如打击乐，但不存在无节奏只有旋律的音乐。

我们生活的世界本身就是一个有节奏的世界，比如花开花落、四季更替、潮涨潮落、昼夜交替、月圆月缺等，这些自然现象都遵循着一定的节奏。我们的身体运动、自身的生物钟、呼吸、心跳的速率等也遵循着同样的法则，更进一步，如果监控大脑，可以看到上百种复杂的周期运动现象，诸如不同时段的脑波、激素和睡眠周期等（Farb，1978）。所以节奏是我们生活的一个重要组成部分，研究表明，我们的人体生物节奏正常就表现为健康的状态，人体生物节奏紊乱常常是疾病的症候，例如，自闭症、躁狂症、抑郁症等病症可能与人体复杂的生物节奏失调相关，失语症、学习障碍等也可能与之相关（Bohannan，1983）。

节奏体验对人类的影响非常大，当婴儿出生后，有节奏的身体摇摆或身体动作刺激，可以促进婴儿的发展，尤为重要的是，人的小脑与边缘系统直接相连，这个区域被称为快乐中枢，身体的运动可以带来快乐的感觉（Restak，1979）。因此，从出生开始，婴儿就通过有节奏的呼吸把自己融入周围的环境中，并通过适应，逐渐把周围世界的节奏融入自己的节奏中去，此后通过家庭的生活方式，尤其是父母的作息时间节奏，形成婴儿的社会节奏。这种节奏也成了他们长大后重要的人际交往模式，因为人类所有的社会交往互动都是以节奏为基础的。人类是节奏性的生灵，而作为音乐基石的节奏，同步于大自然赋予人类生命的节奏世界，参与到母婴联结、语言获得、独特认知方式以及社会组织之中，成了人类生命活动的基础。

人类从音乐中获益的第一种方式就是母婴联结。母亲向婴儿传递爱和情感的主要方式是言语歌唱和抚摸。心理学家合成了一个术语 Motherese（可译为"儿语""儿话""母性语言""母亲式语言""妈妈话"等），意思是母亲与婴儿在一起时所用的、特别的言语形式（Birdsong，1984）。而 Motherese 里包含了多样性的音乐含义，这时的音乐，比如摇篮曲既是爱和情感的交流，也是前语言期的基础，因为这时的婴儿是通过音乐的音高、音色、力度和节奏来理解成人的语言寓意。

人类从音乐中获益的第二种方式就是语言的获得。语言中包含了诸多的音乐元素，如节奏、旋律、音色、音调等，这些都对语言的获得具有重要作用。母婴关系在婴儿前语言期已经通过音乐得到了训练，婴儿通过音乐学会了对各种声音的识别和反应，而这一点是婴儿日后语言知觉发展的关键。其中，节奏在语言生产过程中扮演了重要的角色，有节奏的活动构成了认知期待的获得和认知与情感交融的基础，当一个孩子的发声器官成熟以后，语言和音乐通过不同的神经机制帮助他们学会理解语言的意义，学会表达语言所携带的情绪内容和认知内容，获得语言交流的能力。

人类从音乐中获益的第三种方式就是独特的认知方式。音乐可以提供一种独特的认知方式，无论这种认知方式本身还是它就人类认知的普遍意义而言，都有巨大的价值。当美国当代著名心理学家和教育学家加德纳博士于1983年在其《智能的结构》一书中打破传统的单一智能理论，提出著名的多元智能理论后，人们对自身的了解有了划时代的改变。加德纳认为人的智能就其基本结构来说是多元的，每个人身上至少存在七项智能，即言语语言智能、数理逻辑智能、音乐韵律智能、视觉空间智能、身体运动智能、人际交往智能、自我认识智能；后又加入自然观察智能（Gardner，1983）。加德纳认为每一种智能都是一种独特的认知方式，并且在每个人身上的优势是不一样的，没有高低，只有差异。音乐韵律智能作为一种智能，以其非言语声音的经验习得和领悟方式获得认知。就音乐而论，它与其他智能形式相比较并无高下、优劣之分，但它提供的是其他认知方式无法替代的独特信息。在处理和提供复杂的情绪反应方面，音乐是特别有用的媒介，而这些情绪恰恰是人性的核心属性。因此，音乐作为独特的认知方式教会人们处理复杂的情绪和升华人的情感，达到内外完美统一。

人类从音乐中获益的第四种方式就是社会组织方式。在人类发展过程中，需要建立社会结构以维持生存，因此，人与人之间的团结协作至关重要，而音乐在这方面的表现可以分为两点，即音乐是一种强大的团结力量，音乐也是一种强有力的记忆机制。人是群居的高级动物，其属性决定了成员需要有群体意识和相互之间的奉献精神，而音乐的优势恰恰是具有强大的号召力和凝聚力，它既能唤醒群体内部的集体意识，鼓舞士气，又能慰藉人心，缓释劳动中的郁闷和压力，这可以从不同文化的各类音乐中得到见证。记忆对人类的生存和发展具有重要影响，音乐作为最佳的记忆机制之一，通过口耳相传和音频、视频等独特的方式将文化保留下来并传承下去，不仅保留了史实，还保留了与史实共鸣的情感。

人类音乐行为普遍存在的原因在于，音乐不是一种偶然现象，音乐性是所有人都具有的一种特质，不是少数人特有的，就像所有人都具备语言和其他智力形式一样。如果我们肯定音乐是人的一种内置系统，并因其重要性存留在人性之中，那么人们参与音乐活动就是十分重要的事情。事实证明，人类音乐性，使音乐成为几千年以来帮助人们战胜心魔、恢复健康的重要手段，音乐治疗更是成了一门独立的学科。

三、音乐的影响是生理与心理的结合

"音乐是有组织的乐音"，而"音乐情绪是音乐在欣赏者内部引起的情绪体验"。一串乐音在到达听觉器官之前，只是一串在空气中做物理震动的声波，自然谈不上有情绪的性质。当声波到达听觉的外部器官耳鼓膜时，引起了耳鼓膜的振动，这种机械能量经过中耳引起耳蜗管中基底膜的起伏波动，又刺激听觉器官中最重要的、极其敏感的柯蒂氏器，将物理振动转换成电信号输送到大脑各个部位。基底膜是识别音高的关键，不同的电脉冲信号由不同的神经纤维输送到大脑听觉中枢的不同位置，从而产生不同的音乐体验。来自耳器官的听觉神经纤维并不是简单地直接将信号传送到大脑皮层，而是循着极复杂的路线到达大脑皮层，其中最大、最重要的中继站就是下丘脑，它是乐音转化成情绪的关键所在。大量研究证明，下丘脑存在不同的情绪中枢，汤姆金斯认为不同的信号模式可以产生不同的情绪模式，并分为三种刺激模式水平：电信号的增加、保持和减少。密度增长快则产生吃惊，稍慢则产生紧张、害怕，慢则产生注意、感兴趣；密度突然减少则产生高兴；刺激水平平稳降低产生愉快等积极的情绪。虽然这几种模式不能概括人类极其丰富的情绪反应，但已经初步揭示情绪与机体的生物电位变化水平的关系（阿尔文，1989）。由音高、音长、音色、旋律、节奏和声、织体等音乐元素组成的乐音，在我们的机体内部产生不同的情绪。每一种音乐元素都在生理和心理上影响着我们，以下以和声、节奏、旋律为例说明这一点。

和声。和声是两个及两个以上的音同时发出声音的形式，音乐中的和声序列本身就是一个情绪体验的过程。比如和谐的和弦所组成的和声序列给人带来舒服、平静、美好等情绪感受；不和谐的和弦所组成的和声序列让人产生焦虑不安，甚至难受恐惧等感觉。和声本身具有情绪的性质，这个性质是先天的生物程序所决定的，不依赖于包括文化教育和音乐训练在内的大脑皮层的认知评估。

节奏。乐音组织的节奏是以有规律的强弱变化的律动形式表现出来的。当它到达下丘脑时，产生的情绪性起伏反应会向机体的外部和内脏扩散，从而引起机体各部位骨骼肌肉动作的行为动机，这时，人的外部动作行为本身就是音乐性的，或者说是情绪的外化表现。像摇滚乐之类的强刺激音乐常常引起人们载歌载舞的欲望，这就是情绪生理机制的外化表现。

旋律。单音的音高连续进行就是旋律，但它常和节奏、速度、音量、音色等元素配合而成。由于旋律的音高信号在生理解剖上的整合部位与其他音乐元素不同，是在大脑皮层而不是下丘脑，因此它主要与人的意识、认知文化背景紧密相联。它并不直接影响个体的情绪体验，而是通过对音乐评估后和个体自身的特质结合起来，间接地引起情绪体验（高天，2007）。

当音乐元素以不同的方式组合在一起时，音乐作品就产生了。音乐作品本身代表创作者心理的某个方面。这些音符、形式、节奏等，都来自意识和无意识层面，因此代表了一个人重要的音乐画面。一个音乐作品就像一面声音的镜子，听者会对他所感知到的声音做出某种反应，这种反应可以是意识的也可以是无意识的，可以说，每个人对音乐的反应都与他正在经历的事情相关，是他心灵的写照，与他的情感密切相关。

人类的音乐性可以以这种无国界的、人人都懂的语言为纽带，跨越时空将我们连接在一起。无论哪个年龄的人都可以实践和音乐有关的活动，从婴儿到老年人，从受过到没有受过专业音乐训练的人都可以欣赏音乐。年幼的儿童以感觉动作的刺激来体验音乐，且从与音乐的直接经验中获益；当儿童渐长，音乐是他们进行社会互动的主要方式；成年期，我们可以透过聆听音乐或是直接参与音乐活动，以及单独或加入团体的方式来欣赏音乐；音乐的欣赏可以延伸到退休年纪，并在社会参与中感受音乐美。也正是人类的音乐性使得音乐疗愈成为可能，在今天已成为一门独立学科的音乐治疗学，用于人类身心健康的治疗之中。梅里亚姆概述了音乐的十种功能：生理反应；沟通；情感表达；象征性的表征；增强对社会规范的顺服；社会机构与宗教仪式上的效果；提供文化的持续与稳定；提供社会整合美感的乐趣；娱乐。每一种功能都对音乐的疗愈具有重要的意义。

第二节　音乐的疗愈

音乐的疗愈可以追溯到几千年以前，那时就已经有了通神的巫师用音乐来治疗患者，在古埃及、古中国、古印度、古希腊和古罗马的文献中都不乏关于音乐疗愈的记录。

一、历史中的音乐疗愈

在人类早期活动的遗迹和现在尚存的原始部落中，我们可以清晰地看到，音乐在他们的生活里占有十分重要的地位，并且音乐和治疗的关系从来就密不可分。最早运用音乐治疗的人恐怕是部落时代的巫师。巫师在患者面前按一定的仪式，伴随着非洲鼓的声响，唱着民间小调为患者驱魔治病。这实际上反映了一个事实：在古代，人们头脑中的音乐和治病本来就是一回事。教士可以为患者向上天祈祷，也可以同患者一起唱圣歌，使患者的心灵在圣歌中得到纯净和安慰。无疑，这种平静和慰藉心灵的方法十分有助于疾病的好转或痊愈。此外，在基督教的《圣经》中，也记载了大卫弹奏竖琴驱除所罗门王体内的"邪恶精神"，治愈了他的抑郁症，使他重新振作起来。

在古希腊传说中，太阳神阿波罗就是掌管音乐和医疗的神，据说当他同时拨奏诗琴的两根弦时，可使箭伤的创痛减轻。古希腊人把音乐和医疗归属一个神来掌管，这不是偶然的事，可以想象，他们当时已经知道音乐和身体健康是相互联系的，并且懂得音乐对人类健康十分重要。

在西方，古希腊哲学家柏拉图、亚里士多德和毕达哥拉斯要算是音乐治疗的先驱了。亚里士多德通过观察明确指出音乐治疗的价值，认为情绪失去控制的患者在听了令人心醉神迷的曲调后，就会恢复到原来的正常状态，他们好像经历了一次医药治疗或洗肠治疗似的。毕达哥拉斯首先提出"音乐医学"的概念，认为音乐产生的情绪可能与声音不同调式或音阶的组合有关。在他看来，有用于医治心中情欲的旋律，有医治忧郁和内心病症的旋律……还有医治愤怒、生气、内心变化的旋律，还有另一种歌曲可以治疗人的色欲。他把这称为音乐的"净化"作用，只要选择适当的欣赏音乐就能有助于身心健康。柏拉图精确地指出，音乐对人的影响通过三种方式：音乐能够驱策行动；音乐正如它能够破坏心理的平衡一样，也能够增强心理的平衡；音乐能够完全阻碍正常的意志活动，致使人的活动成为无意识行动。同时柏拉图还认为，不同的调式会使听者产生不同的情感反应，从而对道德的形成产生影响。

文艺复兴是人类历史上最富有生气、最富有创造力的时代之一。这一时期，许多医生和科学家在音乐中得到了启发和教益，他们开始观察音乐对人，对他们自己，甚至对动物有什么影响。罗伯特·伯顿是文艺复兴时期最早的一位内科医生，他经过观察，论述了音乐的治疗作用。他自己患有抑郁症，他关于音乐作用的论述大多来自亲身的体验。

17 世纪以来的医学家与古希腊的医学家不同之处就在于，他们大多从生理学和心理学的角度出发，而不是从希腊哲学和伦理学的角度看待这一问题的。音乐已经被视为一种娱乐和焕发精神的手段，音乐的价值就在于它能安慰人，使人摆脱烦恼、恐惧与胡思乱想。

18 世纪以后，各门科学迅速发展，音乐治疗理论也更加科学化。18 世纪末，帕勃克特医生最先提出要想控制音乐在治疗中的作用，治疗师就应该具备特别音乐知识的观点。18 世纪后叶，被誉为催眠术之父、大音乐家莫扎特的好友梅斯梅尔，曾将音乐用于催眠。他说，一旦变换音乐的节拍或调子，便会引起患者的痉挛。

这一时期，欧洲陆续出版了不少关于音乐治疗的著述，从他们的观点中可以看出，他们是把音乐作为一种科学来对待。其中，有些谈到了音乐可以使人克服抑郁和沮丧，恢复精神，以至于延长寿命；有些开出了音乐治疗的处方；等等。这些著述主要从音乐治疗的效果和患者的感受方面进行研究和探讨。

19世纪，人们越来越关心身心疾病的治疗，这更促使医生对辅助治疗手段产生兴趣。1807年，李赫登塔尔发表了《音乐医生》一书。1846年，著名医生克梅特在巴黎科学院宣读了"音乐对健康和生活的影响"一文。他在该文中列举了许多资料，并讨论了音乐在治疗疾病当中的作用及治疗原则。其中，克梅特当时所论述的音乐治疗原则，在今天仍然适用。他从心理学、生理学的角度科学地论述了音乐与身心健康的关系，以及音乐在疾病防治中所起的综合作用或者催化剂的作用和治疗方法等，确立了音乐治疗学的概念，提出了这一学科的主要研究课题。此后，有关音乐治疗的科学研究在理论和实践上都不断得到发展。

我国也是音乐治疗最古老的发源地之一，在我国古代文献中能找到大量关于音乐治疗的论述及临床实例。我国早期音乐多用于祭祀、娱神灵、省风、宣气，而"宣气"是指在阴阳阻滞、不能通畅运行的时候，音乐具有宣导、疏通的作用。

《春秋左传·昭公元年》记载，秦国名医医和对音乐与健康的关系有过深刻的论述，他说："中声以降，五降之后，不容弹矣。于是有烦手淫声，慆堙心耳，乃忘平和，君子弗听也。物亦如之。至于烦，乃舍也已，无以生疾。君子之近琴瑟，以仪节也，非以慆心也。天有六气，降生五味，发为五色，徵为五色，淫生六疾。"我国古代的医学著作《内经》中说："五脏之象，可以类推，五脏相音，可以意识。"这段话指出五音和五脏有特定的联系，各脏有病其发声常出现与之相应的音阶，各音阶又会侧重影响与之相应的脏腑，即宫通脾、商通肺、角通肝、徵通心、羽通肾，并指出五音对人的身心健康有很重要的作用。我国古代也有音乐治疗的临床实例记载。《儒门事亲》记载"忽笛鼓应之，以治人之忧而心痛者"，这是用音乐治疗心痛的实例。用音乐治疗疾病的典型实例是宋代孙道滋以"宫声数引"使欧阳修的"幽忧之疾"得到治疗。欧阳修曾记述自己"予尝有幽忧之疾，退而闲居，不能治也。既而学琴于友人孙道滋，受宫声数引，久而乐之，不知其疾之在体也。"另外，也有用音乐治疗儿科疾病的实例。明代儿科家万全治疗小儿喜睡，二目不能开，他使用的方法为："令其全家中平日相与嬉戏者，取其小鼓小钹之物，在房中床前，唱舞以娱之，未半日，目开而平复也。"另外，在《乐记》《律历志》《太平经》《养生论》《论衡》等文献中也蕴涵着丰富的音乐治疗思想。

二、音乐治疗学的形成

　　1890年，奥地利医生厉希腾达尔发表了"音乐医生"的观点。音乐的治疗作用正式受到人们的关注。系统而科学地对音乐治疗的临床价值进行研究始于 20 世纪之后。由于留声机的发明，人们有了在临床中方便地应用录制好的音乐的可能性。在第一次世界大战中，音乐活动被用来帮助那些肢体受伤的士兵恢复肌肉和关节的功能。在第二次世界大战中，在美国的一所野战医院里，由于当时的生活和环境条件都十分恶劣，伤员们的情绪非常糟糕，手术后的感染率和死亡率都很高。当时，有医生用留声机播放音乐来安抚伤员的情绪，很多伤员的情绪很快稳定下来。令人意外的是，手术后患者的感染率和死亡率都大大降低。这一发现受到了美国国防部的重视，在各野战医院推广，收到了很好的效果。战后，许多医院开始邀请音乐家来参与治疗工作，一些医生开始系统地研究音乐对健康的作用。1944 年和 1946 年，在美国密歇根州立大学和堪萨斯大学先后设置音乐治疗专业和课程来训练专业的音乐治疗师。1950 年，美国率先成立音乐治疗协会，这标志着音乐治疗学作为一门新兴的学科诞生了。

在此之后，音乐治疗学发展到了许多不同的领域，包括精神病的音乐治疗、心理和行为障碍的音乐治疗、老年病的音乐治疗、生理疾病的音乐治疗、儿童智力障碍的音乐治疗等。音乐治疗的方法技术也产生了诸多流派：诺多夫－罗宾斯音乐治疗法、心理动力取向音乐疗法、临床奥尔夫音乐治疗、柯达依教学法的核心概念的临床应用、达尔克罗兹节奏教学法在节奏训练中的临床应用、引导想象与音乐治疗法、发展音乐治疗法、音乐治疗和沟通分析、完形音乐治疗法、应用行为矫正的音乐治疗法、音乐电疗等。

迄今为止世界上已有45个国家150所大学开设了音乐治疗教育专业。在欧美发达国家，音乐治疗已经成为一个社会职业，仅美国就有6 000多名注册音乐治疗师在各个医疗部门工作。

音乐治疗学在中国的发展是从1980年美国亚利桑那州立大学音乐治疗专家刘邦瑞教授到中央音乐学院讲学开始，刘邦瑞教授第一次将音乐治疗介绍到了中国。从此，音乐治疗学在中国沃土上逐渐成长起来。此后，部分医疗机构实验性地将音乐治疗的方法应用于一些心理、生理的临床治疗，并取得了很好的疗效。例如，北京回龙观医院在20世纪80年代就已将音乐治疗应用于临床。上海市精神卫生中心也在精神病患者的音乐治疗方面不断地探索，并取得了可喜的成果。1988年，中国音乐学院设立音乐治疗专业，从此，我国正式开始培养音乐治疗方面的专业人才。1989年，中国成立了音乐治疗学会，此后，许多音乐学、心理学、医学专家都自发地参与音乐治疗的学术研究，促进了音乐治疗事业的发展。1997年，我国第一位赴海外学习音乐治疗的留学生高天教授回国后，在中央音乐学院创立了我国第一个专门的音乐治疗研究机构——中央音乐学院音乐治疗研究中心，并开始培养硕士研究生；1999年，他又开设了我国第一家专门的音乐心理治疗机构"高天音乐心理健康研究中心",提供临床心理治疗服务。从 20 世纪 90 年代末以来,一批批留学海外的音乐治疗学专家回国任教,将国外的许多先进音乐治疗方法带回中国,促进了中国音乐治疗学科的发展,逐步缩短了中国与世界音乐治疗学发展的差距。今天,音乐治疗的理论与实践在中国都有了长足的发展,全国有近 20 所大学开设了音乐治疗的本科或研究生层次的学历教育,音乐治疗师也活跃在医院、特殊教育机构、福利机构、老年机构等地方为不同人群提供音乐治疗服务。

三、如何理解音乐治疗

1. 音乐治疗的界定

音乐治疗是一门新兴的,集音乐、医学和心理学于一体的边缘学科,是音乐在传统的艺术欣赏和审美领域之外的应用和发展。随着音乐治疗学科的迅速发展,对音乐治疗学的学科属性的界定也呈现出诸多趋势和现象。如:"音乐治疗是将音乐以人为的方式应用在有心理、生理、情绪障碍的成人或儿童身上,以助于治疗、康复、教育与训练"(Alvin, 1965);"音乐治疗是以音乐活动为媒介,为增进个体身心健康的一种治疗方法"(Schulberg, 1981);"音乐治疗并不是把增进人的音乐能力当成治疗目标，而是令音乐成为恢复、保持及改进个体心理及生理健康的手段，使个体在行为上有良好的改变，这种改变使其能够在进行治疗后对自己以及所生存的环境有较好的了解，进而达到适当的社会适应"（The Association for Music Therapy，1977）；"音乐治疗是将音乐当成人与人之间建立关系的媒介，运用所有的音乐体验（不光是听）达到治疗的目的，帮助人们做出某些改变，从而增进、保持或恢复健康，其中，医生和患者建立关系是至关重要的"（Cheryl Dileo Maranto，1995）。从以上这些叙述中，我们可以看到，它们都强调了音乐治疗中音乐治疗的目标，以及治疗师和来访者之间的关系。

尽管不同的组织、不同的专家都有自己关于音乐治疗属性的界定，但是，目前最权威的定义应属美国著名音乐治疗家、前美国音乐治疗协会主席、天普大学教授布鲁西亚在他的《定义音乐治疗》一书中所做的定义："音乐治疗是一个系统的干预过程，在这个过程中，治疗师利用音乐体验的各种形式，以及在治疗过程中发展起来的、作为治疗的动力的治疗关系，帮助来访者达到健康的目的。"

理解这个定义我们要把握三点：音乐治疗是一个科学的、系统的治疗过程，在这一过程中，包括不同方法和理论流派，音乐治疗的过程也不是一些随机的、孤立的干预，而是有着包括评估，长、短期治疗目的的建立，治疗计划的建立与实施，和疗效的评价在内的严密的、科学的系统干预过程；音乐治疗运用一切与音乐有关的活动形式作为治疗手段，如听、唱、器乐演奏、音乐创作、歌词创作、即兴演奏、舞蹈、美术等，而不仅仅是听听音乐，放松放松心情；音乐治疗过程必须包括音乐、来访者和经过专门训练的音乐治疗师这三个因素。缺少任何一个因素都不能称其为音乐治疗。没有音乐的治疗过程不是音乐治疗，因为在音乐治疗中，音乐是一个基本的因素，音乐治疗正是通过音乐的人际／社会作用、生理／物理作用和心理／情绪作用来达到治疗目的。当然，没有来访者作为治疗对象的任何过程也不是音乐治疗。但更重要的是，没有经过专门训练的音乐治疗师参与的任何音乐活动不能称其为音乐治疗（高天，2006）。

这一定义不仅强调了音乐治疗的科学系统性；同时也强调了音乐体验在音乐治疗中的作用；还强调了在治疗中音乐治疗师与来访者之间关系的重要性。这一界定无疑有助于我们科学地理解音乐治疗学这门学科，因而，得到了大家的广泛共识。

2. 音乐治疗的原理

音乐是一种乐音的运动形式，它通过节奏、旋律、速度、和声、强弱、音色等构成有组织的声音，治疗是以特定的方法减缓病痛和改善健康的一门科学。将音乐这门艺术与治疗这门科学加以联系,有控制地用音乐治疗人的躯体疾患和精神障碍,保持并增进身体和心理健康，这便是音乐治疗的内涵，音乐治疗正是通过音乐在治疗中对人的生理、心理、人际等的影响来实现的。

（1）**音乐与生理**：音乐是一种强有力的感觉刺激形式和多重感觉体验，这种刺激对人所产生的生理效应是我们评估音乐效应的物质基础。声音信号是由听觉器官的神经纤维传导至丘脑和大脑皮层的，音乐中的音高、力度、音色这些基本成分能够直接通过丘脑等皮层下结构使机体产生自主反应，而不需要通过大脑皮层的加工。已有研究者证明音乐对心率、呼吸、皮肤电等躯体指标的影响作用。如果单从音乐成分中的节奏和频率来看，它们都能引起有机体一种张弛有度、动静结合的感觉交替。而音乐的节奏模式和曲调体系在很大程度上与人体的生物节律有着奇妙的共通之处。有学者将这一共通之处描述为生理和心理的某些特征与音乐的某些特征的共通，如运动和静止、紧张与松弛、和谐与不和谐、准备、完成、兴奋、突变等，并对此加以研究，得出结论认为音乐可以刺激肌肉而使人体行为产生节奏活动。

国外大量的研究证实，音乐可以引起各种生理反应，如使血压降低、呼吸减慢、心跳减慢、皮肤温度升高、肌肉电位降低、皮肤电阻值下降、血管容积增加、血液中的去甲肾上腺素含量增加和肾上腺素含量降低等，从而明显地促进人体的内稳态，减少紧张焦虑，促进放松。生理和心理上的长期紧张会对人体造成严重的损害：导致心血管系统疾病，如心脏病、高血压；导致肠胃系统疾病，如胃溃疡、十二指肠溃疡等；另外还有癌症、神经性皮炎、荨麻疹、偏头痛。因此，音乐可以对上述疾病产生良好的治疗作用。

音乐还可以产生明显的镇痛作用。由于大脑皮层上的听觉中枢与痛觉中枢位置相邻，而音乐刺激造成大脑听觉中枢的兴奋可以有效地抑制相邻的痛觉中枢，从而明显地降低疼痛感。同时，音乐还可以导致血液中的内啡肽含量增加，从而有明显的缓解疼痛的作用。据大量的实验和临床报道，在手术过程中使用音乐可以使麻醉药的用量减半，在手术后的恢复期可以大大降低镇痛药的用量甚至不用，从而减少麻醉药或镇痛药的有害副作用。音乐的镇痛作用也被用来减少产妇在分娩过程中的痛苦，效果也是十分明显的。中央音乐学院的高天教授在 1986 年所做的有关音乐对疼痛的缓解作用研究中，发现 32 名被试在有音乐的条件下比在无音乐的条件下的痛阈和耐痛阈分别提高了 42% 和 48%（$p<0.01$）。

此外，20 世纪 80 年代末，美国一些医学家开始研究音乐对人体免疫系统的作用。研究发现，音乐可以明显增加人体内的免疫球蛋白 A（IgA）的含量。IgA 存在于黏膜组织及人体的分泌物中，是人体抵抗细菌侵害的第一道防线。因此，音乐可以增强人体的免疫系统功能，这一功能已经得到初步的证实。关于音乐对人体免疫系统作用的研究只是刚刚开始，深入的研究还在继续。

（2）**音乐与心理**：在音乐治疗中，由音乐作为感觉刺激物引起的反应，既是生理反应，也是心理反应。我们很难说哪些是生理反应哪些是心理反应。根据康姆巴里尤的观点，音乐在任何时候都对情绪有促进或缓和作用、兴奋或松弛作用。不是引起各种的病理变化，就是趋向治愈某种紊乱、稳定情绪、促使其恢复正常。但就音乐体验的心理反应来看，音乐能够使人产生意象、联想，帮助人自我表现，唤起人的深层潜意识结构中的东西。根据弗洛伊德的观点，音乐能作用于本我（人的本能），也能抑制这种本能——音乐有助于增强自我、帮助释放和控制情绪，使人产生一种意图感——音乐能使某些情绪得到升华，通过审美和情绪体验，使需求得到最大限度的满足。因此，由音乐体验所唤起的情绪，常常与过去的成功或失败的经历和体验相联系，很多时候不是意识层面的，而是潜意识层面的。这些非音乐性的东西，往往是影响来访者心理健康的症结所在。所以在治疗中，音乐治疗师会大量使用抑郁、悲伤、痛苦、愤怒和充满矛盾情感的音乐来激发来访者的情绪体验，帮助来访者尽可能多地把消极的情绪发泄出来。当消极的情绪发泄到一定程度时，来访者内心深处的积极力量才会抬头。这时，音乐治疗师逐渐使用积极的音乐，就能支持和强化来访者内心的积极情绪力量，最终帮助来访者摆脱痛苦和困境。对来访者来说，这是一个重新面对和体验自己丰富的内心情感世界、重新认识自己，并走向成熟的过程，成功地完成这种音乐心理治疗的人通常会在性格上变得更加开朗和自信，在人格上更加成熟，并获得一种在精神上新生的体验。音乐治疗正是通过改变来访者的情绪，进而改变来访者的认知达到治疗的目的的。

音乐心理治疗作为传统心理治疗的一个分支，有其独特性。传统的心理治疗是以语言为媒介，强调人理性的作用。传统心理治疗中的理性情绪疗法更是强调"认知决定情绪"，主张通过纠正来访者头脑中不合理的认知观念来达到改变不良情绪的目的，通过理性的作用达到心理治疗的目的；而音乐治疗则是以音乐为媒介，强调"情绪决定认知"。音乐对人的情绪的影响是巨大的，音乐治疗师认为情绪可以决定并影响人的认知。常识告诉我们，当一个人情绪好的时候，往往看到事物的积极方面，把坏事看成好事（或忽略坏事的存在）；而情绪不好的时候，往往看到事物的消极方面，把好事看成坏事（进而把坏事看成世界末日来临）。因此只要情绪改变了，人对问题的看法就会改变。音乐治疗正是利用音乐对情绪的巨大影响来改变人的消极情绪状态，激发积极情绪状态，从而获得正确的认知，促进心理健康发展。关于音乐治疗中的这种情绪－认知原理，我们可以从情绪心理学发展的理论成果中找到根据。综观情绪心理学的发展脉络，我们可以看到在传统中，无论是西方还是东方的文化和哲学背景，都把人当成理智的实体看待，而把情绪看作生物本能的、动物性的，从而是低下的现象，这是一种偏见，这种偏见的出现阻碍了对情绪的研究。直到 1884 年，著名心理学家詹姆斯提出了与传统观念截然相反的观点，事实上也是第一个系统的情绪心理学理论，该理论从情绪的生理学观点出发，阐明了刺激、行为和情绪体验之间的关系，开始把人们的注意力从情绪如何起作用上移向更为广阔的方向。20 世纪 50 年代，心理学家阿诺德在总结了詹姆斯以来情绪理论成果的基础上，提出的"情绪的认知评估理论"认为情绪产生的基本过程是刺激情境—评估—情绪。同一刺激情境由于评估不同，会产生不同的情绪反应。评估的结果是"有利"，就会产生"肯定的情绪反应"；评估的结果是"有害"，就会产生"否定的情绪反应"，这里的"评估"就是人们对环境的认知，阿诺德及其后继者拉扎勒斯、沙赫特等人的理论研究最终奠定了情绪的认知理论在历史上的重要地位，成为传统心理治疗中的认知学派的理论基础。在认知理论崛起之后，人们从理论上较好地解决了情绪产生的认知原因，但情绪的作用仍然没有引起人们的注意，或者说情绪对认知的影响以及对其他方面的影响的问题尚未解决。达尔文在 100 年前从种族进化上看到了情绪对有机体生存的适应价值，那么对个体生活而言，情绪仅仅是认知活动的副产品吗？它对个体的生存和成长、认知和人格、行为和交往有什么作用吗？这些问题的提出引发了全新的研究方向，并建立了崭新的理论。20 世纪 70 年代，以汤姆金斯和伊扎德为代表的心理学家，从动机分析出发，提出了情绪的动机分化理论。这一理论以情绪为核心、以人格结构为基础，来论述情绪的性质和功能。该理论认为情绪在人类的基本动机系统中起着核心作用，人的内在动机只有在情绪的放大作用下才能转化为行为，并且情绪是人格系统的组成部分，人格是由体内平衡系统、内驱力系统、情绪系统、知觉系统、认知系统和动作系统六个子系统组成。在这些子系统中，认知过程引起辨别和比较活动，是知识的学习、记忆、符号操作、思维和言语过程。情绪具有动力性，它组织并驱动认知与行为，为认知和行为提供活动线索。可见，情绪是人格系统的核心动力。因此情绪在很大程度上决定了人的认知方向和人格发展方向。这一理论使人们第一次看到情绪在人类的生存和发展过程中至关重要的作用。这一理论也使我们看到了音乐治疗中情绪－认知原理的理论依据。而情绪－认知原理在音乐治疗中应用的成果，又使这一理论获得实践的证明。

（3）音乐与人际关系：语言是人类最常用的沟通工具，

但不见得是最有效的工具。我们可能因为语言互相了解，但也可能因为语言而发生误解，甚至导致伤害。同时，语言还有文化的差异，不同的人对同一个词可能会有完全不同的理解。而音乐却可以超越文化，实现其独特的穿透性与沟通力，甚至跨越时空，激起人性最深层次的共鸣，沟通人性共通的深刻情感。所以，音乐是一种社会性的非语言交流的艺术形式，音乐活动（包括歌唱、乐器演奏、创作等）本身就是一种社会交往活动。如果一个人在社会信息和社会交往方面存在不足，那么就会严重地影响他的心理健康，而精神疾病、心理疾病、儿童自闭症和包括阿尔茨海默病在内的各种老年病患者，以及长期住院的各种慢性病患者，都在不同程度存在着人际交往功能的障碍或不足。音乐治疗师通过组织各种音乐活动，如合唱、乐器合奏、舞蹈等，为患者提供一个安全、愉快的人际交往环境，让他们逐渐地恢复和保持自己的社会交往能力。患者在音乐活动中学习正确的社会行为和提高他们的人际交往能力、语言能力、行为的自我克制能力、与他人合作的能力，并提高自信心和自我评价。另外，音乐活动还可以为患者提供一个通过音乐和语言交流来表达、宣泄内心情感的机会。患者在情感交流中相互支持、理解和同情，使患者的各种心理、情绪的困扰和痛苦得到缓解。患者在音乐活动中获得自我表现和成功感的机会，从而增强自信心和提高自我评价，促进心理健康。

我们可以看到在当今的音乐治疗中，无论哪一种音乐治疗流派或哪一种音乐治疗方法，在临床应用中都不可避免地应用着音乐的这几种功能，或者说音乐的这几种功能都会或多或少地在所有音乐治疗实践中发挥作用。但是某一种音乐治疗流派，或某一种音乐治疗方法可能会强调或侧重这几种功能中的某一两种功能。

3. 音乐治疗中的关系

在现代社会里，当人们听到"音乐治疗"这个术语时，几乎都会表现出兴趣，同时也会好奇地提出一连串的问题。诸如"用音乐可以治病吗""可以治什么病呢""是不是有专门治疗疾病的音乐呢""你能给我一些音乐治疗处方吗""我身体不舒服了，是不是听一下音乐就可以好了呢"，这一系列问题的背后，都反映了一个事实，音乐治疗虽然已经发展成为一门成熟的学科，但人们对它的了解和认识还是有限的，甚至会出现一些误解。那么什么是真正的音乐治疗呢？音乐治疗作为一门学科，它不是一个简单、单一、随意和无计划的音乐活动，它是一个科学的系统治疗过程，在这个治疗过程中存在三个重要因素，即音乐治疗师、音乐和来访者。这三个因素所形成的治疗关系是音乐治疗实践的重要保证。这三个因素在音乐治疗中缺一不可，缺少任何一个因素都不能称其为音乐治疗。并且音乐治疗师、音乐和来访者三者在音乐治疗中扮演着不同的角色。

（1）**音乐治疗师在音乐治疗中的角色。**总的来说，音乐治疗师在音乐治疗中的角色是提供帮助的人，是接受过专门训练、有着社会承认的专业资质、为需要帮助的人提供帮助的助人者。他除了要有音乐的相关素养和训练外，也需要具备生理学、心理学及治疗的相关知识，以及对服务对象的特性及病理学知识的了解。所以，音乐治疗的过程就是音乐治疗师运用自己的专业知识和临床技巧，通过音乐帮助来访者达到健康状态的过程。美国音乐治疗协会明确指出，音乐治疗师的个人素养不但包括有一颗真诚助人的心、有能力与有不同需要的来访者建立良好的治疗关系，同时还需要拥有共情力、耐心、创意、丰富的想象力、对事物的开放态度、理解他人的能力等。因此，一个合格的音乐治疗师应该有能力通过音乐与来访者建立治疗关系，通过这种心理联结让来访者产生动力，从而促进来访者有正向的改变并享受生活。

（2）**音乐在音乐治疗中的角色：**在音乐治疗的过程中，音乐治疗师并不是唯一对来访者发生作用的因素。音乐本身在治疗过程中也不同程度地发挥着作用。音乐在治疗中的角色可能是辅助的、次要的，也可能是基本的、主要的。根据布鲁西亚（Bruscia，1989）的理论，音乐在治疗中的角色可以分为两类。一类为"治疗中的音乐"，另一类为"作为治疗的音乐"。在

"治疗中的音乐"的情况下，音乐对治疗性的改变起辅助作用，它对治疗师与来访者的治疗关系，以及其他治疗手段（如语言讨论、外科手术、药物治疗等）起促进和加强的作用。在这里，音乐虽然不是作为唯一的或基本的治疗手段与因素而存在，但是它可以有力地加强其他基本治疗手段的疗效，发挥其他治疗手段无法替代的作用。例如通过音乐刺激患者的记忆力、通过音乐帮助残障儿童学习知识、通过音乐的体验引发语言的讨论等音乐技术中，音乐所扮演的角色就是"治疗中的音乐"的角色。在"作为治疗的音乐"的情况下，音乐体验是作为音乐治疗中唯一的、基本的治疗手段。治疗师基本不借助或很少借助语言，以及治疗关系的作用。治疗的目的是通过来访者对音乐活动的体验来完成的。而治疗师的作用是推动和促进来访者的音乐体验。在这里音乐是真正的治疗师，而治疗师成了音乐的助手。例如在音乐放松、音乐自由联想以及音乐引导想象（GIM）等音乐治疗技术中，音乐所扮演的角色就属于"作为治疗的音乐"。但是需要说明的一点是，无论是"治疗中的音乐"，还是"作为治疗的音乐"，它们在治疗中的重要性，以及治疗的深度和层次上并没有高低、主次、深浅之分。任何类型的音乐治疗都可以在浅层次或深层次上进行。

（3）来访者在音乐治疗中的角色：音乐治疗中来访者的角色是指在音乐治疗活动中接受服务的人。任何希望达到健康目的而寻求音乐治疗师帮助的人都可以成为来访者。来访者对健康的忧虑可以是实际存在的身心方面的威胁或损害，也可以是潜在的甚至是想象的威胁或损害，包括生理的、精神的、情绪的、智力的、行为的和心理的。在某些情况下，某些缺乏自身问题认知能力的人，例如精神病患者或儿童，在监护人的帮助下也可以成为来访者。在音乐治疗过程中，来访者是治疗过程的主体和基本动力，因此产生生理、认知、情绪、行为、信念或生活态度改变的动力（即寻求治疗的动机）往往成为治疗成败的关键因素。在音乐治疗中常见的来访者一般包括，受到各种情绪困扰的正常人，如在生活、婚姻、人际和工作中遇到适应性困难，工作、学习或生活压力过大的人群等；精神创伤和生理创伤的受害者，如遭受虐待的儿童和成年人，重大社会事件、生活事件、意外事故和自然灾害的受害者；先天或后天的生理残障患者，如肢体残障、视觉、听觉等感官障碍或缺失的患者；先天或后天的精神智力障碍患者，如智力发展障碍患者和各种精神病患者；遭受各种疾病困扰的人，如癌症、艾滋病、脑中风后失语症等疾病患者及产妇。

4. 音乐治疗的疗效

音乐治疗的目标是帮助来访者达到健康。什么是健康？世界卫生组织（WHO）对健康做了如下定义："健康是身体上、精神上和社会适应上的完好状态,而不仅仅是没有疾病和虚弱。"并进一步提出一些衡量标准,如精力充沛,能从容不迫地应付日常生活和工作;处事乐观,态度积极,乐于承担责任而不挑剔;作息规律,睡眠良好;应变能力强,能适应各种变化;对一般感冒和传染病有一定的抵抗能力;体重适当,体态匀称,头、臂、臀比例协调;眼睛明亮,反应敏锐,眼睑不发炎;牙齿清洁,无缺损,无疼痛,牙龈颜色正常,无出血;头发光洁,无头屑;肌肉皮肤富有弹性,走路轻松。音乐治疗中的来访者常常因为健康的某一方面或某几方面出现了问题而寻求音乐治疗师的帮助,以期恢复健康。

那么在音乐治疗中,治疗是如何起作用的呢?或者说,治疗机制是什么?虽然不同的理论家有不同的说法,但是目前在治疗学界都一致同意"治疗关系"是治疗的最重要基础。因为如果没有音乐治疗师创造出尊重、温暖、兴趣、关怀、了解、真诚、共情、相互分享、接纳、欣赏的人际互动气氛,来访者不可能真实地展现自我从而发生较深刻的改变。不可忘记的是,治疗永远发生在人与人之间的互动过程中。关于这一点,我们也可以从早期音乐治疗的故事中看到,"治疗关系"在音乐治疗中扮演着重要角色。传说以色列王扫罗被邪灵所折磨,仆人建议找伯利恒城中善弹琴的大卫来治疗扫罗。大卫来了,服侍扫罗,扫罗很喜欢他,选他替自己拿兵器,跟在身边。从那时起，每当邪灵附在扫罗身上的时候，大卫就拿起他的竖琴来弹，邪灵立刻离开扫罗，扫罗就觉得爽快舒适。后来大卫在战场上屡建奇功，以色列妇女唱道："扫罗杀死千千，大卫杀死万万！"因此扫罗开始嫉妒大卫。第二天邪灵又来了，扫罗像疯子一样胡言乱语，大卫像往常一样弹着竖琴，可是这次扫罗却拿着矛要杀死大卫。这里的邪灵，在我们今天看来，指的就是扫罗因为身心失衡引起的行为错乱，而大卫的竖琴显然发挥了极大的治疗功效。可是为什么后来这种竖琴的功效失灵了呢？音乐有时可以有疗效，有时却没有疗效，原因何在呢？从这个例子可以清楚地看出，有疗效、无疗效的原因来自扫罗和大卫之间 "关系"的变化，也就是来访者和音乐治疗师相互关系的品质是影响疗效的重要基础因素，扫罗信任大卫时，竖琴就可以治病；扫罗妒忌、不喜欢大卫时，音乐技巧再高明也没有用。因此，音乐治疗关系能够决定治疗的成效，音乐治疗师必须重视治疗关系的建立。

治疗关系是一个治疗师与来访者在心理上获得联结，这个状态的特点可以促进来访者在动态和互动中的正面改变。他们进一步提出了在音乐治疗中建立治疗关系的建筑模块。这个建筑模块很好地阐述了音乐治疗中治疗关系的建立。

- 动机。动机是指参与治疗过程的原因。对于来访者来说，可能他们本身喜欢音乐，希望通过治疗达到康复，还有一些是慕名而来或者受到外在的压力而寻求治疗等。对于治疗师来说，他们可能有帮助别人的欲望，同时喜欢音乐和这个职业，也享受和来访者工作，在工作中实现自己的价值。

- 沟通。沟通是信息准确交流的重要手段。来访者和治疗师都会通过表达和接受的渠道使用语言和非语言来交流，例如面部表情、身体动作、音乐表达等。

- 合约。合约是治疗师与来访者表达对治疗目的的理解和同意彼此责任的协议。这可以使来访者充分了解治疗的过程，明确自己在治疗中的义务和权利。

- 共情。共情是指明白对方的观点，就是治疗师对来访者的反应、感觉、态度等都能做到客观的观察与理解，同时也表现得关心和感兴趣。另一方面，来访者也明白治疗师在治疗中的角色和责任。

- 互相尊重。互相尊重是指治疗师与来访者之间完全尊重对方的人权和人性，包括对方的权利、感觉、个体性、价值、尊严、选择、经历、背景、主权等。另外，治疗师会尊重来访者的喜好、自主权和需要，来访者也会尊重对方的责任和资产，如爱惜乐器等。

- 信任。信任是指治疗师和来访者彼此对对方一些特征的信心。例如，来访者相信治疗师仁慈、诚实、真诚、可靠、有责任感、有能力、自然、非批评、行为恰当、认为来访者是有价值的人、尊重隐私等。另一方面，治疗师相信来访者真诚寻求治疗、诚实、开放、可靠、有自制力等（Smeltekop & Merrill，2003）。

在音乐治疗中主要由这六项构成的"治疗关系"影响着治疗效果，处理得当，有利于音乐治疗的效果，反之，就会阻碍治疗的进行，达不到治疗目标。

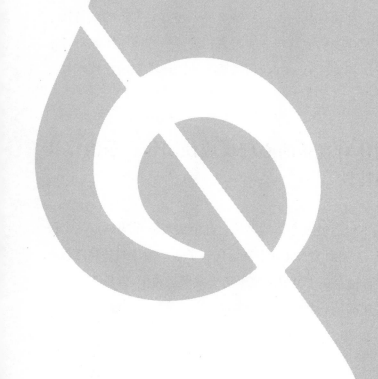

第一章

团体音乐治疗概述

第一节　团体音乐治疗的特点

"团体音乐治疗是一种以音乐为手段，以团体形式进行的音乐治疗，目标是促进个人自我探索和发展"（Amelia M.M. 1882）。团体音乐治疗作为团体心理治疗的一个分支，除了具有与团体心理治疗共同的一些特点外，还有着自己的独特性。团体音乐治疗的实现与两方面因素相关：一方面与团体对音乐的心理反应相关；另一方面与谈话类的团体心理治疗技术和方法的指导相关。

一、团体对音乐的心理反应使团体音乐治疗具有了独特性

音乐不仅能表现个体的情感，还能表现一个集体、一个民族的情感，从某种意义上说，音乐代表了一个集体的共同意志。这种特性普遍存在于世界的整个历史发展过程中，音乐在过去、现在和将来都是一个民族或群体的生活习惯和文化传统的象征。

比如，民间音乐就代表了某一个地区的整个民族的性格和心理特征，而国歌则是国家和全体人民意志的象征。音乐作为一个无国界的语言，具有语言的普遍性，它帮助一个群体与其他群体取得联系和合作。无论距离的远近、语言的异同，人们都把音乐作为一种与更广大的世界、更遥远的群体进行无障碍交流的手段。从东方到西方、从古代到现代这样的交流从来没有停止过，人们通过歌曲、舞蹈、器乐等形式表达了一个群体的文化和心理特征，也通过这些形式帮助其他人了解一个民族的文化特征和集体无意识的心理特征。于是一个国家、一个民族通过所拥有的世世代代流传下来的共同音乐遗产，把过去与现在联系起来了，把人与人联系起来了。正是这样的一种联结，使得我们在参与音乐活动时，既可以表达自己，也可以经由音乐的联结与其他人产生互动的关系，同时音乐的引领给予了人们共同的约束，他们必须在社会和音乐可以接受的条件下行动，必须具有互相配合的能力，具有批评与被批评的自由。

人的心理健康表现在社会约束与个体自由表现之间的平衡，社会适应不良或过分地自我表现是精神疾病的重要症候，在这种情况下，音乐的价值在于为集体提供一个情感的发泄处，而音乐唤醒的情感更容易打开防御，不经过意识的检索直接抵达人心。在所有的艺术活动中，音乐行为最为大众化，它在任何时候都会产生一种共同的内心体验，从而影响社会中的每一个人，音乐本身就是一个有秩序的、连贯的整体，音乐可以深入集体的意识中，每一个人都能感觉到，并影响参与其中的每一个人。由于这种团体的共同心理反应特征，团体形式的音乐治疗可以帮助人们回归到社会正常秩序中，达到促进心理健康的目的。

二、团体音乐治疗在借鉴团体心理治疗技术和方法中获得了独特的魅力

团体心理治疗是为了应对在不断变化的世界中人类出现的适应性问题。最早出现在 19 世纪中期的英国，在发展过程中，被称为"团体咨询之父"的普拉特、"职业指导之父"的帕森斯、"心理剧创始人"的莫雷诺等人做出了重要的贡献。它的发展经历了三个阶段，分别是团体心理治疗的创立、团体心理治疗应用于青少年和团体心理辅导应用于正常成人。

1. 团体心理治疗的创立

1905 年，美国内科医生普拉特为了高效地帮助医院中久病不愈的肺病患者，组织了一个由 20 多位肺病患者组成的治疗小组，称为"class"。每周进行 1 ~ 2 次有关肺病常识、治疗与疗养方法的讲解，并组织大家讨论，鼓励和激发大家的信心和

勇气，这成为世界上最早的团体心理治疗。此后，许多精神病学家和心理学家开始积极地进行各种团体辅导和治疗的实验。他们运用一切有可能想到的方法促使患者康复，如课堂教学、讨论、上艺术课以及组织医院中的工作人员与患者进行讨论等。在团体气氛和融洽的关系中，鼓励成员相互影响、帮助、支持，参与者都取得了良好的效果。1920 年，维也纳精神科医生莫雷诺首创了心理剧。并在 1925 年将心理剧传入美国，命名为"团体治疗"或"团体心理治疗"。

2. 团体心理治疗应用于青少年

20 世纪 30 年代初，斯拉夫森在纽约运用团体心理治疗为诊断和治疗有行为问题的青少年做出了开创性的工作。他把团体心理治疗分成两类：活动型团体心理治疗和分析型团体心理治疗。前者适用于青少年，后者适合一切年龄段的来访者。活动型团体心理治疗在治疗过程中要求治疗师保持随和、宽容、接纳的态度，并强调要鼓励青少年之间的互动。活泼、主动的青少年被允许自由表达情绪、情感，而退缩、胆怯的青少年则在治疗师的鼓励下向同龄人学习新的行为。第二次世界大战后，心理疾病发病率空前增加，心理学专业人士相对缺乏，使得团体辅导与治疗受到了重视，并被积极推进，得到迅速而广泛的发展。在第二次世界大战期间，很多参战士兵的情绪受困，需要进行心理治疗，因此在第二次世界大战期间团体心理治疗方法得到发展。

3. 团体心理治疗应用于正常成人

美国社会心理学家勒温通过大量的实验研究，提出了"场论"，强调团体是一个动力场，这一理论对团体心理治疗的发展做出了特殊贡献。1947年，他的同事建立了美国"国家训练实验室"，又称"人际关系训练实验室"，开拓了向正常成人提供一种可以促进其心理成长和成熟的发展性教育和培训。后来，人本主义治疗大师罗杰斯主张以当事人为中心，提出咨询师的真诚、无条件的积极关注和共情是影响咨询关系的重要因素。他在1960年开创了"交朋友小组""敏感性小组""T-训练小组""个人成长小组""潜能发展小组""团队建设小组""基础交友小组""感知小组"等多种形式。这些团体都强调团体中的人际交往经验，其目的不是治疗，而是促进个人的成长。在今天，团体心理治疗既可以用于心理障碍人群，也可以用于健康人群的个人探索和成长。同时形成了系统的理论与技术方法。

团体音乐治疗作为一个辅助健康的方法，其创立晚于团体心理治疗，由于团体音乐治疗与团体心理治疗要达成的目标完全一致，因此在创立和发展过程中，吸收了团体心理治疗的技术和方法，同时充分发挥了音乐的独特性。音乐的运用是团体音乐治疗的最大特点，音乐被称为"情绪的语言"（Winner，1982），而情绪感受是人内心真实的体验，但由于"自体的客体化"，个体经常把自己的情绪体验"隔离"（Victor，1968）。作为情绪载体的音乐，通常能够唤起和传达个体最深的情绪情感体验，而这些感受很可能在日常生活中被"隔离"，并且是不容易通过语言交流和表达的（Rodacy，1979）。在团体的环境下，用语言进行的内心真实感受的表达和交流对于心理有障碍、内心有矛盾、退缩和缺乏信任感的人来说，是难以承受的；而用音乐表达出来就容易得多（Mary，1985）。在团体音乐治疗中，音乐创造了一种氛围，为参与者打开了一扇体验的大门。通过音乐这扇内心情感载体的大门，个体被压抑的冲动和消极的情绪感受显现出来，使个体体验到并打开"真实"的自己。同时，个体对那些被压抑的情感又有了新的体验和深入的理解和表达，促使个体因内心矛盾产生的极端的行为和思维模式开始瓦解（Steiner，1998）。而且，在音乐的氛围中人很容易不去做出逻辑思考和伦理道德的评判，促使人敏感地感知别人的感受和需要；能够意识到自己天性中与别人相联系的方式（Chazan，2001）。这种体验使得自己不仅接近了内心，还更加接近了这个世界和其他人（Alison & Eleanor，1998）。在团体音乐治疗中，音乐所产生的情感共鸣，还能够使团体形成一个情感关系网络，把每个成员都在心理层面联系起来，收获新的人际交往技能和责任感，释放和解决那些对个人的人格发展产生消极影响的潜意识矛盾，促进人格的成长，这是团体音乐治疗干预的强大动力。

第二节　团体音乐治疗的疗效机制

随着实践的发展，团体心理治疗逐渐演变，越来越多的团体心理治疗形式开始涌现，形成了不同类型、不同流派的团体心理治疗方法，如结构性团体、动力性团体、存在主义团体、非结构性团体等。团体心理治疗作为心理治疗的一种形式，无论是从人际学习、情绪表达，还是行为模式等方面，都使团体成员在团体心理治疗中可以不断地探索和学习，从而逐渐有所改变。而这些成熟的理论和实践模式在团体音乐治疗的实践中都给予了指导和方向。

一、团体音乐治疗的主要理论基础

1. 需要层次理论

马斯洛、罗杰斯是人本主义心理学的代表人物，他们开创了人类心理学历史上的第三思潮，强调人的自我意志和自我发展。人本主义心理学承认人的发展受自身条件的限制，但是人类有不可或缺的自由选择权和自由意志，所以，人能够努力克服自身条件的限制，实现自我潜能的开发，并不断超越自我，达到人生的理想状态。因而，人本主义心理学家提出了"自我实现"的概念。马斯洛基于人本主义理念，创立了著名的"需要层次理论"，他将人类一生的需要以金字塔形式分为五级，从层次结构的底部向上，需要分别为：生理需要（食物和衣服）、安全需要（工作保障）、社交需要（友谊）、尊重需要、自我实现需要。马斯洛将"自我实现"放在了他创立的"需要层次理论"的最上层，被视为一种终极状态和远大的目标。马斯洛在阐述"自我实现"和"高峰体验"中多次提到艺术对人的作用，他谈到"每一次真正卓越、完美的体验，或者朝完全的公正或完美的价值前进一步，往往都会产生高峰体验"；"艺术的教育是一种治疗和成长的技术，因为它能让心灵的深蕴自由袒露，使之受到鼓励、培养、训练和教育，一个有创造力的创造性新人就是这样培养出来的"；"超越者生活在存在水准上，能自如、自然地说出存在语言。能较好地理解寓言、修辞手段、悖论、音乐、艺术、非语言交流和沟通等"；"高峰体验的后效，连同高峰体验时个人的收获，表明高峰体验乃是自我实现的重要途径，同时也昭示出高峰体验在教育、心理治疗等领域的重要性"（成明，2003）。

2. 无条件积极关注

罗杰斯将马斯洛的"需要层次理论"进一步发展并直接运用于治疗实践中，产生了良好的效果。他认为自我实现有助于发展潜能，是自我形成与发展的基本动机和核心动力，必须以遵循人性本身为根本出发点。因此罗杰斯提出了"无条件积极关注"的治疗理念，在人的成长过程中无条件积极关注很重要，因为每个人都是在他人的积极关注，继而自己对自己的积极关注中健康成长的，在这个过程中需要对自己的行为持肯定态度，一个人的潜能、情感、内心世界等只有被尊重、重视、被无条件地积极关注了，才能获得安全感和自信心，进而充分显示自己的潜能，朝向自我实现发展，成为身心健康的人。

我们从马斯洛和罗杰斯的人本主义理论和治疗观中，可以看到音乐艺术在人格发展中不可替代的积极作用。这些理念引领我们在团体音乐治疗中以人为本，充分相信人有自我成长的积极力量，在音乐的鼓励和陪伴下，在团体成员的互动过程中开启寻找自我内在积极资源之旅，从而获得成长，得到发展。

美国著名存在主义分析心理学家罗洛·梅创立的存在主义心理学强调人的存在性。他认为人类以周围世界、人际关系世界、自我内在世界这三种方式存在，因而强调人际关系、社会关系、文化对人格发展有重要的影响作用。

之后形成的存在-人本主义哲学曾经引发了围绕使普通人获得更高的成就和丰富的体验方法而展开的人类潜能运动，在这场运动中，罗杰斯在心理治疗中更是发展出了著名"来访者中心疗法"，致力于在一种无条件积极关注的氛围下创造一个良好的治疗环境，使来访者在那里能够学习怎样提高自己并达到自我实现的目标。在今天，整合式的治疗仍然是指导治疗的重要理念。而在这些理念指导下的团体音乐治疗更是利用音乐的优势，用音乐作为桥梁，特别强调为来访者提供一个安全无威胁的环境，强调在音乐、来访者、治疗师三者之间建立关系的重要性，这与存在主义所强调的"存在性"和人的三种存在关系能够影响人格发展的理论是一致的。

3. 集体无意识

荣格认为我们的潜意识就像一个巨大的地下工厂，有错综复杂的机器，从不闲置，从出生到死亡，昼夜不停地工作。考夫曼（Kauffmann, 1995）总结了荣格心理治疗的基本原则，认为它是一种创造性和象征性的方法，寻求意识和无意识力量之间的平衡。在发现这种平衡的过程中，个体对生命的意义有了更充分的认识。荣格定义了无意识的两个层次。一个层次是个体无意识，这是由个体有意识的元素组成的，并且很容易恢复。荣格说无意识是被遗忘和压抑的内容的聚集地，是具有功能意义的（荣格，1954）。另一个层次的无意识是建立在更深层面上的，它不来自个人经验，也不是个人获得的，而是与生俱来的，他称之为集体无意识。科西尼将集体无意识定义为普遍遗传的心理功能倾向。杰拉尔德·科里说："这是从祖先继承下来的埋藏记忆的仓库。"集体无意识包含着时代的智慧，是人类发展的指南。荣格把它描述为心灵的一部分，不是具体的个体，而是普遍的，这与个体无意识形成了对比。荣格认为它所包含的内容和行为方式在任何地方和所有人身上都或多或少是相同的。荣格曾说：大脑天生就是一个完整的结构，它以一种现代化的方式工作，但是大脑有它的历史，它是在数百万年的历史过程中建立起来的，它代表了一段历史，它就是这段历史的结果。自然地，它携带着历史的痕迹，就像身体一样，如果你深入探索心灵的基本结构，你自然会发现古老心灵的痕迹。我们在探索无意识心灵的过程中所能达到的最深层次，是人不再是一个独特的个体，而是他的心灵扩展并融入人类的心灵，不是有意识的头脑，而是人类无意识的头脑，在那里我们都是一样的。

　　荣格的理论对于我们理解音乐治疗的意义有深刻的启发作用，音乐常常不需要意识的检索就可以直接到达无意识层面，荣格的理论能帮助我们理解音乐在无意识层面能做些什么，以及如何在无意识层面帮助来访者做出改变。荣格的另一个重要理论是集体无意识，它能让我们很好地理解不同地域的音乐文化来自哪里，那是集体无意识的产物。那么在进行音乐治疗时，对如何使用音乐匹配来访者的内心需要，具有重要的指导意义。音乐可以带领来访者打开探索自己内心的大门，通过探索，他们将发现更多的自我。

二、团体音乐治疗中的疗效因子

团体中的疗效因子研究是由当代著名的团体心理治疗家欧文·亚隆提出来的，他的著作《团体心理治疗——理论与实践》是各流派的心理治疗的参考书。虽然，亚隆的团体心理治疗理论不能完全代表目前所有流派当中的团体心理治疗，但是团体心理治疗在进行团体心理研究时，都离不开团体的疗效因子，因此亚隆的疗效因子常常被很多学者借鉴。同样，它也适合作为团体音乐治疗研究中帮助团体成员获得成长或治疗的疗效因子。

欧文·亚隆认为治疗性的改变是一个非常复杂的过程，它是随着人类各种体验的复杂相互作用而产生的，这种相互作用被称为"疗效因子"。他将团体心理治疗中的疗效因子归纳为11个：

（1）**希望重塑**：希望可以改善团体的舒适感、增强团体成员间的联系并治疗轻微的不适，希望能够调动起成员的积极性，因此在团体心理治疗中，希望能够使来访者接受并坚持治疗。一个人常常很难意识并解决自己的问题，通常在团体中看到别人的变化也会增强自己的信心。希望的出现，会调动并增强团体成员的动力和积极性，主动地参与到团体活动当中去。当看到自己或他人的一些改变时，希望会被再次点燃，这对团体成员具有至关重要的影响。

（2）**普遍性**：在团体中，会有一种"同病相怜""同舟共济"的感觉。当人们感觉自己与别人不同的时候，会渴望寻求"同类"，甚至想找到比自己更加极致的同类来满足自己内心的归属感。大多数人在遇到问题时很容易感到孤独，这种孤独感加剧了他们的焦虑。研究发现，当团体心理治疗当中的来访者发现他们并不孤单，其他人也与他们一样，有着相同的困扰和生活经历时，他们会如释重负，普遍性很好地解决了团体成员在遇到问题时面临的孤独感。普遍性使得在团体的开始阶段，成员之间能够相互了解和接纳，彼此获得认同，减少和消除刚进团体时的恐惧感和不被接纳感。

（3）**传递信息**：在传递信息这一因子上，欧文·亚隆主要介绍的是在团体心理治疗中，领导者向小组成员提供指导性的意见或者是小组成员之间的相互建议，指导的内容可以是针对精神疾病或者一些心理学方面的知识等，这些指导使得小组成员在团体中获得益处。传递信息会发生在团体过程的任一阶段，无论是治疗师与小组成员还是成员相互之间的信息传递，都对小组成员的发展有一定的影响，有时候在传递信息时，重要的不是信息的内容，而是小组成员之间的相互分享以及小组成员之间的相互关心和照顾。

（4）利他主义：当别人在遇到问题并呈现出来的时候，你能够发表自己的看法，不仅会让人觉得你在给予尊重，而且对自己而言也会感到有价值。因此，利他主义是一个很好的治疗无价值感的因子。团体心理治疗的独特之处在于它可以让成员间有机会相互学习、获益。它还鼓励成员身份的多样性，要求成员在接受帮助和提供帮助之间灵活转变角色。就像古老的犹太教故事中所描述的上帝带领牧师看天堂和地狱的不同，同样的房间，同样的食物，虽然有条件限制，但是住在天堂的人可以通过相互分享和相互帮助得到食物，获得幸福，而住在地狱的人只为自己考虑，结果只能看着美食活活饿死。因此，团体中的利他主义也是一样，具有利他主义因子的团体，更能够促进成员的发展。

（5）原先家庭的矫正性重现："对大多数参加团体心理治疗的来访者来说，在他们最初也是最重要的团体——原生家庭中，都有过非常令其不满的经历，如果说来访者原生家庭的互动模式一直是否定和拒绝的，那么在团体中，在治疗师的带领下，来访者获得的是肯定、接纳、支持与陪伴。因此，在团体心理治疗中，领导者会为来访者提供一个特殊的环境，在这个环境中，来访者会暴露自身的原生家庭模式，而小组成员之间的相互分享和相互帮助也变得尤为重要。

（6）提高社交技巧：团体本身就是一个小社会，在大部分成员都有社交问题的团体中，成员之间的互动会暴露自己的问题，同时，团体也提供了一个解决问题的场所，因而，团体心理治疗给了每个人彼此交往的机会，对有社交问题的来访者来说，在这样的环境中与其他成员进行互动学习，有助于他们不断发现并改善自己不良的社交模式，从而提高社交技巧。

（7）行为模仿：在团体心理治疗中，来访者通过观察具有类似困扰的成员的治疗而获益是很常见的，这种现象一般称为替代治疗或者观察治疗。团体成员在团体心理治疗当中，会逐渐觉察到自己不合理的行为模式或是信念，在团体心理治疗的进程当中，逐渐发现并学习小组其他成员的行为方式，并把在团体中学习到的有利于自己的行为方式带到生活当中去，提高自己应对生活中问题的能力。

（8）人际学习：人际学习是一个非常复杂又非常重要的疗效因子，欧文·亚隆提出了三个概念：第一个是人际关系的重要性，第二个是矫正性情感体验，第三个是团体如同社会缩影。团体心理治疗会像镜子一样映射出来访者与人交往的行为模式，让来访者很清楚地了解到其实自己在不断地助长自己的孤独。

团体也让来访者知道自己给别人留下了什么印象，了解自己是如何与人相遇的，其他成员如何诚实地告诉我他们对我的看法，团体成员指出我一些恼人的习惯或举止，了解到有的时候不善于说出自己的想法会导致别人的困惑不解，这些都是人际学习的表现。

（9）**团体凝聚力**：团体中的成员能够愿意参与团体，并且留在团体中共同发挥自己的作用，这种综合性的力量就是团体凝聚力。团体凝聚力是一种被别人接纳的、真实的情感体验，来访者在团体心理治疗中会更愿意表达自己的想法，意味着团体中小组成员一定是在相互接纳和相互理解的环境里，团体成员渐渐能察觉到以前不能接纳的自我并加以改变，与成员之间发展更好的关系。因此在团体心理治疗中，团体成员感受到自己被团体的接纳程度能够反映出团体凝聚力的水平。团体凝聚力在团体活动中具有非常重要的地位，一个没有凝聚力的团体，团体的动力关系是扭曲的。团体成员的自我暴露、出勤率、在团体中的开放度、对团体成员的接纳度等都与团体凝聚力有关。

（10）**宣泄**：宣泄主要指的是情绪的宣泄，人们在任何情况下都会有情绪，更不用说有心理困扰的来访者。情绪的表达和宣泄在团体心理治疗中尤为重要，无论是消极负面的，还是积极正面的情绪情感，如果团体成员能够在团体中进行表达，在一定层面上就预示着团体成员将会发生改变和成长。但情绪的宣泄并不只是释放情绪，情绪宣泄也被当成治疗过程中成员互动的一部分，来访者在向小组成员表达自己的情绪情感的时候，无疑能促进团体成长。当来访者愿意尝试着表达自己的真实感受时，在很大程度上就会改变原有不良的情绪体验，从而逐渐体会到真实的情绪体验对他们来说多么重要。

（11）**存在意识**：存在主义心理治疗认为人类最大的冲突，来自有关存在的终极意义，包括死亡、孤独、自由及虚无，焦虑就来自这些领域里的基本冲突。存在意识会让来访者面对这些存在着的东西，会让来访者意识到生存带来的孤独感必须正视，且没有办法回避，以真诚、坦然的态度面对这些存在，最终在团体中领悟、升华。在有心理困扰的团体中，团体成员往往会感到自己生活在没有意义的世界里，强烈的孤独感和恐惧感占据着内心，这些看似残酷的现实打击着他们的自信心，这就更加需要我们能够意识到这些存在。了解到生命的不公平，了解到死亡和孤独，可以使我们更好地正视我们的生活，从而不会随便被负面情绪所影响。欧文·亚隆的团体心理治疗的疗效因子研究为探讨团体音乐治疗中起作用的因素是什么提供了依据，有助于更好地在实践中帮助团体成员获得疗效（Yalom，2014）。

三、团体音乐治疗在三个不同层次上进行工作

团体音乐治疗可以根据不同的治疗环境和治疗条件采取不同层次的干预。美国著名音乐治疗家维勒借鉴心理治疗的分类体系、临床实践以及研究，将团体音乐治疗分为三个不同的工作层次。他认为在音乐治疗中，由于接受音乐治疗的来访者的功能水平差别很大，有些人必须接受强刺激才可以产生最微小的反应，而有些人没有临床问题，只是为了进行自我探索和追求更高水平的创造能力，因而，音乐治疗在不同的治疗环境和治疗条件下，根据不同的治疗目标，进行不同层次的治疗。音乐治疗的临床应用分为三个层次，即支持性层次、认知和行为层次、心理分析和体验层次。支持性层次的音乐治疗目的是帮助来访者恢复情绪平衡，让他们尽可能恢复到正常的功能水平；认知和行为层次的音乐治疗目的是促进来访者的自我成长和提升功能水平；心理分析和体验层次的音乐治疗目的是帮助来访者改变性格的基本结构和发掘潜能（Wheeler，1983）。团体音乐治疗也是遵循这一分类进行工作的，分述如下。

1. 支持性层次的团体音乐治疗

在这一层次，一般来说，各种治疗目标是通过各种治疗性的音乐活动，而不是通过内省或心理分析来达到的。支持性音

乐治疗活动是为了提供给患者参与和体验治疗过程的机会，强化患者健康的行为。整个治疗的重点集中在对"此时此地"的体验和可观察的行为上。活动的目标是增强正常的心理防御机制，促进正确的行为控制能力，支持健康的情感和思想，打破社会性孤立状态，提供安全感和现实社会的信息刺激，把患者置于团体的动力影响之下，并对紧张焦虑的患者起到安抚作用。在治疗中，以音乐治疗师为主导，治疗活动有高度结构性、指令直接、关注适应性行为、不涉及领悟和自我探索的讨论。例如，帮助患有自闭症的来访者提升语言能力，帮助患有智力发育迟缓的来访者加强认知能力，帮助中风的来访者改善动作技能，帮助外科的来访者在接受手术前通过聆听音乐和减压训练来缓解焦虑情绪，帮助患有精神分裂症的来访者增加更多的社交机会等。这一类的音乐治疗活动包括唱歌、弹奏乐器、律动、音乐聆听等。

2. 认知和行为层次的团体音乐治疗

这一层次音乐治疗的过程中，在音乐活动的同时伴随着治疗师与患者之间的语言交流，而且语言的交流越来越多地成为重要的组成部分。在治疗过程中，音乐活动的内容主要针对情感和思想观念来安排的，并成为语言讨论过程的主题。治疗强调暴露个人的思想、情感和人际交往反应的问题。治疗的注意力主要集中在对"此时此地"的体验，以及治疗师与来访者的交往过程。在这一层次的治疗中，患者的心理防御机制和不正常的人际行为都可能受到挑战，而治疗的目的是建立和发展正确的行为模式。因此，治疗活动的设计是强调认识情感，创造性地解决面临的问题，和促使不良行为的改变。这一层次的治疗侧重于帮助患者重新建立自己的价值体系和行为模式，培养新的人际交往心态和责任感。例如，通过即兴乐器演奏与患有抑郁症的来访者探讨情感体验和表达的正确方法，通过歌曲讨论与患有晚期癌症的来访者探讨死亡，通过聆听音乐与患有精神病的来访者探讨愤怒情绪的表达及其处理方法等。在这一层次上，行为主义取向的音乐治疗师常常把音乐作为强化物，利用音乐的愉悦作用，让患者参与音乐的各种活动，在音乐活动中学习或发展积极健康的行为习惯或技能，同时抑制或消除消极、不健康的行为。因为行为主义取向和认知疗法取向的音乐治疗最适合在医院和其他医疗、特殊教育机构中大范围人群中集体使用，所以自20世纪50年代以来一直是美国音乐治疗的主流方法。

3. 心理分析和体验层次的团体音乐治疗

自20世纪70年代中期以来，音乐治疗在深层心理治疗中的巨大潜力和价值逐渐被人们注意到，越来越多的音乐治疗师开始发现音乐与人类潜意识活动之间的密切联系。音乐与潜意识活动有一个显著的共同特点，即它们的非语言性。音乐与潜意识一样，就其本质来说，是无法用语言来进行描述的，正所谓"只可意会不可言传"。但它们都会对人的情绪产生巨大的影响。因而，在这一层次中，音乐治疗活动被用来发现、释放和解决那些对个人的人格发展产生消极影响的潜意识矛盾。心理学认为，人的适应性行为不是建立在思想意识之上，而是由人潜意识的心理活动引发的，如生活中与现实矛盾所产生的压抑等。在这一层次的治疗中，音乐治疗活动常常被用来引发联想和与现在或过去经历有关的情感，患者的潜意识内容被用来重建新的心理防御机制，深化自我理解，促进自我的冲动控制能力，和更加成熟的本能动机和内驱力，进而达到重建人格的目的。这一层次与认知和行为层次的治疗的区别在于要求的患者内省的程度和质量不同，并集中在患者的过去经历（精神分析取向）或人格内部的结构或矛盾冲突（存在主义、格式塔主义取向）。心理分析和体验层次的治疗目的是引发对关键的、潜意识的矛盾的领悟，和通过在内省中经过对最深层的恐惧和矛盾的领悟，促使人格的转变。通常心理分析和体验层次的治疗是治疗师针对心身疾病、抑郁症、人格障碍和神经症的行为症状的。这一层次的音乐治疗，要求治疗师必须受到过高级水平的训练和督导。参与这一层次治疗的患者通常是要向自己的现有人格结构进行挑战的，必须能够，并有足够强的治疗动机参与这种通常为长程的治疗。

这三个层次的音乐治疗虽然治疗干预的深度不同，但是我们不能说哪一个层次的干预更重要。支持性层次虽然干预的深度较浅，但是在临床应用中可以同时面对数十人甚至上百人的集体，受众面可以做到很大，非常适合在中、大型的医疗机构或教育机构中使用，因此它有着不可替代的优势。在这一层次，对音乐治疗师的要求是必须具有较高的音乐技能和较强的对治疗团体的组织控制能力，从而通过音乐活动达到治疗的目的。认知和行为层次的音乐治疗干预较支持性层次的深，但人数通常不可以太多。一般以 8~12 人的小组集体形式为宜。在这一层次的治疗过程中，语言的使用比重明显增加，因此对音乐治疗师的语言技巧和运用心理治疗，特别是认知疗法的能力的要求也就随之提高。心理分析和体验层次的音乐治疗干预所涉及的心理层次最深，同时它的受众面也最小。由于深层次的音乐心理治疗干预具有对情绪影响巨大、可以直接涉及潜意识和深层次心理结构的特点，因此对音乐治疗师在心理治疗领域的训练的要求也最高。因此，音乐治疗师根据来访者的需要、治疗目的、治疗师个人的专业训练和取向在三个层面上为来访者提供最合适的治疗干预手段，帮助来访者获得健康（高天，2006）。

第三节　团体音乐治疗的干预策略

　　团体音乐治疗是在治疗过程中使用音乐作为主要刺激物，以帮助团体成员实现：感受、表达并探索自我的感觉状态；找到影响自我发展的症结所在；寻找自我内在积极力量，学习和应对解决问题的技巧。这些目标都是通过各种音乐形式实现的。团体音乐治疗的特点在于为患者提供一个"小社会"的环境，患者在集体的音乐活动中与其他成员以及治疗师形成一个多层次的互动治疗关系。每个成员的行为及心理都受到其他成员的影响，并同时影响着其他成员。在这一集体环境中，有社会适应及行为障碍的患者可以通过音乐活动和音乐交流学习来促进自己的社会交往和与人沟通的能力，学习理解和接纳他人的情感及行为，患者可以在这一环境中逐渐调整自己的社会角色，建立起集体意识和社会现实感，抑制反社会行为，强化为社会所接受的行为。要使团体音乐治疗发挥应有的作用，应注意以下几个方面。

一、团体治疗小组的组建

组织团体治疗小组时应考虑到治疗目的和患者条件。例如，以促进社会交往能力为目的的小组应由约 2/3 社交消极的患者和约 1/3 社交积极的患者组成。社交消极的患者过多会使小组死气沉沉，活动难以开展；社交积极的患者过多会使社交消极的患者更加退缩，失去安全感。组织这种小组应注意患者特点的多样性。这种小组被称为"异质小组"。但是在组织以心理治疗为目的的小组（如精神创伤、老年人孤独等）时则要注意患者特点的一致性。同类患者在一起可以相互交流情感体验，学习和了解其他成员的经历，反过来增加对自我的了解和体验。小组成员在一起相互支持、理解、倾诉，分担彼此的痛苦，从而获得安全感和认同感，并从其他成员的经验中学习应对打击和痛苦的方法。如果有非同类的患者介入则会破坏这种安全感和认同感，妨碍感情宣泄和内心暴露。这种小组被称为"同质小组"。

小组以 8 ~ 12 人为宜。人数过多容易失去控制，治疗师也不容易给每一成员以足够多的注意。人数过少则缺乏足够多的交流，也难以形成丰富的人格特征类型。座位安排应形成一个圆圈，使每一成员，包括治疗师都有一个平等的位置。在团体音乐治疗中，最重要的是充分调动小组成员之间的互动反应，避免每一个成员都仅仅与治疗师发生反应。小组成员之间的动力关系远远比治疗师和个体成员之间的动力关系更为重要（高天，2006）。

二、音乐活动的选择

普莱什（Plach，1980）对制订团体音乐治疗计划和实施团体音乐治疗的过程列出了八个指导方针，如下：

- 团体音乐治疗中所选择的音乐活动应该与个体议题、个体和团体的需求、团体内存在的任何观念、团体共同性，以及团体成员身体的局限性相一致；
- 为团体音乐治疗选择的音乐必须考虑到文化因素，以及团体内存在的年龄因素；
- 在团体音乐治疗中，音乐活动的组成不是固定不变的，要依团体成员所呈现的团体水平而决定；
- 团体音乐治疗的带领者，在音乐活动中的参与度由团队的需要来决定，原则是能让团体成员在体验音乐活动时充分发挥自我的潜能；
- 在团体音乐治疗中，所有团体成员无论个人或团体对音乐活动的反应都是最真实、有意义的，呈现出了团体的动力；
- 在团体音乐治疗中，要及时、恰当地反馈团体或团体中的个体在音乐活动中的行为，以帮助团体或团体成员看到和理解团体或团体中的个人表现出的状态和行为的意义；

- 在团体音乐治疗中，要及时回顾过程中的音乐活动，以及反馈团体或个人对这些音乐活动的反应；

- 在团体音乐治疗中，要将团体音乐活动中的探索、感悟、行为和学习到的技能与团体之外的个人生活联系起来，帮助到自己的生活，解决生活中的问题。

以上八条团体音乐治疗的指导方针，为团体音乐治疗的实施提供了很好的指南。然而，一个团体音乐治疗最终取得疗效的原因一方面在于团体音乐治疗的干预机制，另一方面还在于治疗的过程。团体音乐治疗的治疗过程被认为是一个动态的过程，从团体成员进入治疗室开始，到团体音乐治疗结束，团体成员离开治疗室，整个治疗过程的动力走向是由每个团体成员带入团体中的，并在团体音乐治疗结束后带着在团体治疗过程中对探索和感悟的记忆离开团体。音乐治疗师遵循上面所描述的团体准则和团体成员一起推动团体治疗进程，在动态过程中促进团体进步和发展。

三、治疗进程的设置

整个团体音乐治疗活动分为三个阶段，即初始阶段、中间阶段（包括自我探索阶段－自我发展阶段）、结束阶段。每次活动以《你好歌》开始，以《再见歌》结束，中间阶段分为两个部分：一个是活动部分，一个是分享部分。分享部分主要是每次音乐活动之后小组成员间对活动感受的讨论交流，探索彼此在活动中的觉察和改变，相互支持，澄清矛盾，共同成长。活动部分指与团体音乐治疗相关的音乐活动，例如音乐聆听与讨论，主要是歌曲讨论、歌曲回忆，通过对歌曲的聆听引发来访者相互的讨论与分享；乐器演奏，主要是使用各种有音高和无音高的乐器进行即兴的敲、打、吹、拉、弹，以及独奏、齐奏、分声部合作演奏等，如常用的乐器即兴表演、鼓圈等；音乐律动，主要是伴随节奏感较强的音乐，音乐治疗师带领成员进行身体的动作、舞蹈等，根据音乐的情绪变化团体成员进行互动和交流；声势，通过自己身体随着节奏发出各种声音，如拍手、跺脚、拍腿、捻指；音乐互动，通过对一些音乐的娱乐性改编，进行的一种互动音乐活动，促进团体间无障碍的交流等。

　　初始阶段的目标主要是介绍音乐治疗活动、确定团体音乐治疗目标，知晓团体规范，通过破冰活动相互认识，团体成员之间建立友好的关系，建立接纳彼此和主动参与活动的意识。

　　中间阶段（包括自我探索阶段－自我发展阶段）中自我探索阶段的目标主要是增强小组成员的接纳和参与度，促进小组成员间的交流，增强自我认识和自我接纳，增强自信、提升情绪，引导成员探索自己在团体中与团体之外的情绪，认识和探讨情绪产生的因素和影响，并寻找自己在团体和团体之外的积极情绪和积极内在资源帮助自己；而自我发展阶段的目标主要是加强小组间的交流并学会接纳他人，增强小组成员在团体中和团体之外的情绪联结，学会管理好自己的情绪，同时学会将团体中获得的好经验和感悟迁移到生活中去帮助自己悦纳生活、解决生活中的困扰。

结束阶段的目标主要是回顾团体，总结团体成员在整个团体音乐治疗过程中的共同发展，增强积极资源的体验，鼓励团体成员将在团体中学到的好的健康的经验和行为应用到日常生活中去，从而帮助自己继续成长，同时也做好团体音乐治疗结束的分离处理。

四、音乐治疗师与来访者的互动

在团体音乐治疗过程中，虽然音乐是音乐治疗师手中的工具和治疗媒介，使其具有高度的音乐化特征，但言语处理和互动也是一个重要的组成部分，语言表达通常围绕着音乐干预的刺激和过程。在治疗过程中你必须知道何时以及如何倾听、干预、提问、反馈，或者干脆保持沉默。比如当你与团体进行音乐即兴创作时，你必须知道什么时候该引导、什么时候该跟随、倾听或改变团体即兴创作的方向。音乐常常会让团体成员在治疗的过程中呈现出各种各样与自我相关的议题，当议题出现时，音乐治疗师需要准备好用音乐和语言来表达。当团体成员谈论音乐及其过程时，音乐治疗师应该意识到这些音乐和动态与他们通常的行为模式息息相关，这样你才能理解他们实际上在说什么。在治疗中的一些关注方式有助于团体音乐治疗进程的疗效，对音乐治疗师也是有帮助的。

1. 非言语信息

团体成员的非言语信息在治疗中非常重要，因为这是治疗师了解团体成员一个极其重要的组成部分，非语言信息可以来自面部表情、身体语言、行为以及他们的穿着和声音特征等。例如，当团体成员演奏乐器时发出的非言语信息非常戏剧化时，那我们就要注意他是如何握、触和弹奏乐器的，也要听到他演奏出来的声音的意义。他对声音的口头描述真的是他演奏的吗？他的声音在音乐方面有意义吗？如果他的声音对他来说没有意义，那音乐治疗师就要引导他思考自己到底想在演奏中表达什么或找到什么，这样的音乐对他才有意义。意义一旦找到了，我们就可以理解这些非言语信息的呈现与他生活的关系。

2. 倾听和理解言语信息

在团体音乐治疗中，当成员谈论音乐时，他们是从自我独特的内部参照系统来谈论音乐的。例如在讨论歌词时，他们常常把自己的想法作为一种表达的方式投射到歌曲中，当他们这样做的时候，会让自己陷入一种挣扎中，虽然歌词中的话是别人写的，但却和他自己的某些感受联结起来了，并使之具有某种意义，那这些意义是什么呢？他们经常想知道为什么他们会有如此强烈的反应，团体其他成员的言语与他们的肢体语言、语调、语调变化、节奏和情感是相结合的，这些信息有助于治疗师感受和理解来访者的状态。当团体成员在讲话或试图用音乐描述他们的反应时，治疗师可以成为他们的"翻译"，从而帮助他们看到，他们对音乐的描述也是对自己某些内在特征的描述，于是，音乐与来访者的某些内在特征就产生了共鸣。因此，当治疗师听他们表达时，记住音乐与他们生活的关系，利用这些关系帮助他们在治疗中取得进展。

倾听的第一步不是回应，而是理解他们给治疗师的信息。他们想说什么？他们表达的主题是什么？他们的表达有矛盾的地方吗？他们的观点是什么？他们有什么重要的事想告诉你？罗杰斯认为，要成为一个好的倾听者，治疗师必须对自己有足够多的安全感。这种安全感是必要的，因为如果治疗师积极倾听，治疗师可能真的在感受来访者的感受，并且治疗师这样做了后还有能力舒适地回到自己的世界。

伊根提出了以下关于倾听的问题：

- 我对来访者的非言语行为的理解程度如何？

- 我可不可以不过度解读来访者的非言语行为？

- 我能全情投入地倾听来访者的话，并整合他们的言语、行为和感觉所代表的意义吗？

- 我能有效地倾听来访者的观点，特别是当我感觉这个观点需要挑战或超越的时候？

- 我能够很快地通过来访者的信息捕捉到来访者的核心议题吗？

- 我能在来访者叙述故事时，找到与来访者治疗目标相关的有用信息吗？

- 反思是什么使我不能更仔细地倾听？我能做些什么来处理这些干扰呢？

- 我能通过来访者的表达有效地捕捉到治疗关系不和谐的暗示吗？

- 我能在多大程度上做到当来访者夸大其词、自相矛盾、曲解事实、隐瞒事实地叙述时，而不评判他或不干扰对话的顺畅？

- 当我与来访者互动时，我如何有效地倾听自己内心的想法（Egan，1990）？

罗纳德（Ronald，1997）根据伊根的 10 条倾听建议，从团体音乐治疗的角度将上面的一些内容改写为适合团体音乐治疗的六条建议：

- 我如何理解来访者在演奏乐器时所表达的意义？来访者演奏乐

器的方式和呈现的音乐特点是否与他惯常的行为和情绪模式一致呢？他和音乐的互动模式是否就是他情绪延伸的外化呢？

- 我全情地听来访者在用音乐表达什么，并注意把来访者的经验、行为和感觉作为整体理解了吗？我感觉到他所说的音乐方面了吗？我能从来访者的音乐特性中理解这些特性与来访者所说的感觉之间的关系吗？

- 当来访者描述或演奏音乐时，我能从来访者与音乐互动中了解他要表达的意思吗？并在倾听来访者的音乐时听到他无法用言语表达的那部分深层次议题的含义吗？

- 当来访者叙述音乐故事和音乐即兴时，我能迅速发现来访者故事或即兴中的音乐主题吗？这些主题可能是旋律的、节奏的，或两者的结合。因为音乐主题通常是个人生活的体现，包括生活主题、情感和行为。

- 我能从来访者音乐不和谐的线索中有效地捕捉到暗示来访者内外在不一致的方面吗？我能倾听并观察到来访者口头上所说或所做的事情与音乐表现之间的一致或不一致吗？如果不一致，来访者真正想要传达或表达的是什么？

- 在我和来访者进行音乐互动时，我的音乐与来访者的音乐是否和谐？我必须清楚我在音乐中的移情或投射，因为我必须明白音乐带给我的刺激并不一定与带给来访者的刺激是一样的。

罗纳德的叙述帮助你在团体音乐治疗中更好地倾听和理解团体成员所表达的非言语信息，在问自己这些问题时，你就有了一些指导，引导你从你的来访者那里寻找和倾听对治疗有用的信息。

3. 倾听沉默

在音乐中，沉默扮演着许多角色。它可以是一个停顿或深思，也可以是一种巨大的紧张感和忧虑感。音乐治疗师应该理解沉默的意义。如果沉默是音乐作品的一部分，那么在这个作品中，有时沉默是合适的。对于年轻的治疗师来说，这段时间可能很难忍受或吸收，但经验丰富的治疗师如同作曲家一样，能够意识到沉默不仅是必要的，而且是动态的。沉默有很多含义，例如来访者在表达完一个感受或想法后，他可能想知道下一步该说什么，这可能是一个信号，来访者也许正在经历一些特别痛苦的感觉，他还没有准备好表达，而他又很想把这种感觉表达出来，在治疗中这可能是一个适当的时机，我们可以让来访者试着用乐器演奏他们想说的话。这时，乐器就变成了来访者的声音，然后你可以和来访者通过这些声音寻找与音乐相匹配的词。这种沉默在本质上可能是"预期性"的，即当事人停顿下来，期待治疗师给予某种安慰、信息或解释。最后，沉默可能是来访者在思考他刚才说的话，在这种情况下，治疗是动态中的进行而不是终止，这时中断暂停可能是不合适的，因为它可能会破坏来访者的思路（Brammer & Shostrom，1982）。

4. 理解感觉

从音乐中的倾听延伸到回应或探索是关于当下的移情的桥梁，当下的存在感是整个治疗过程的一个重要部分。它是动态的，因为它从静止开始慢慢发展，随着这个过程的流动，团体的动力关系也在发展，这对团体实现目标是有益的。

移情是一种倾听、回应和存在的方式。在团队体验中，作为音乐治疗师，你不仅要了解整个团体目前的状态和动力倾向，还要了解团体成员在这个动力团体中所处的位置。因此，你必须和团体在一起，并随着团体的变化而变化，同时你也要随时准备好行动、干预、指导、重新定向、集中注意力，并帮助团体前进，准确地感知团体内部的动态。当你准确地与团体保持一致时，你就会知道在什么时候对团体做出回应。

表达情感是团体音乐治疗的一个目标。当来访者当下有了一种感觉时，情感和言语应该是一致的。如果不是，你应该基于来访者的信任，帮助他摆脱这种困惑。在帮助他表达和确定感受时，你需要给自己时间去思考和做出适当的反应，我们可以通过使用一些引导短语来实现。赫普沃思和史密斯提出了一些建议使用的引导短语，例如："现在感觉怎样""说说看""如果我没听错的话""听起来好像在说""好像让你感觉到了""所以你觉得""所以，在你看来""我不确定我是否能很好地理解你，但是……""我好像能感受到你的感觉"……（Hepworth & Smiths，1978）。这些引导短语有助于你对音乐内容进行言语处理。你对来访者的内心世界了解得越多，你就越能容易地做出恰当的回应。

对情感的探索可以引导来访者进入他以前从未去过的地方。通常我们的感觉是一回事，谈论感觉的体验是另一回事。如果一个正在进行音乐即兴创作的人，用非语言来演奏或表达这种感觉，这种即兴创作中的感觉会随时带领来访者从不同的视角看待和审视自己，然后慢慢了解自己，在团体中，一个成员的洞察和分享可能会引起另一个成员的共鸣，从而推动治疗的发展。

5. 团体反馈

反馈是帮助他人意识到改变行为的一种方式。在团体成员的交流中，一个团体成员的反馈往往为他人提供了交流的信息，也提供了感悟和理解，以及帮助自己调整到更健康状态的契机。适当的反馈是给予帮助的一种方式，它是一种纠正机制，适用于那些想知道自己的行为与自己的意图是否吻合的人（Saretsky，1977）。随着团体动力不断向前推进，反馈是重要的推动剂，团体的带领者需要时刻准备带领团体进行有效的反馈，使治疗富有成效，并最终达到治疗目标。

萨雷茨基认为有效的反馈有几个特点：

（1）**反馈应该是描述性的**。要描述自己对一个陈述、即兴创作或行为的反应；在描述性方面，它应该是具体的而不是笼统的；在音乐方面，需要指出他们的音乐反应的确切含义，以帮助他们做出有效的反馈。

（2）**反馈必须是有用的**。因为它可以指导听到这些反馈的团体成员做些什么。只有当一个人想起他无法控制的缺点时，挫折感才会增加，对于听到反馈的成员来说，做或不做取决于他们自己，而不是强加的。一般来说，在给定行为发生后的最早时机提供反馈是最有用的，当然这取决于另一个人是否愿意听取反馈、是否有其他人的支持等。当在治疗团体中给予反馈时，给予者和接受者都有机会与组中的其他人一起检查反馈的准确性，因为我们并非都以相同的方式评价相同的事件，而小组是探索反馈准确性的绝佳场所。

（3）**反馈应该是可信的、不具威胁性的**。一个可信的、不具威胁性的信息来源有助于使反馈更容易接受。当治疗师与团体成员相一致时，往往可以产生信任感，这使反馈更容易接受，而且也是治疗过程中的必要因素，否则团体成员就不会敞开心扉分享（Saretsky，1977）。

6. 音乐治疗师的肢体语言

音乐治疗师传递给来访者的肢体语言和身体信息会影响自己与团体成员的关系。当音乐治疗师和团体成员说话时，要尽量保持开放、放松的身体姿势，保持良好的眼神交流，同时也要关注自己的面部表情可能传达出什么样的信息。如果我们向团体成员传递的是一种开放的非言语信息，那么可以帮助成员在分享想法和感受时感到舒适。我们的身体是沟通的源泉，就像团体成员用身体向我们传递的信号一样，当我们发展我们的技能时，要学会与身体传递给我们的信息保持联系。我们的肌肉在某个问题上变得紧张了吗？当团体成员透露可能困扰我们的信息时，我们注意到我们的情感变化了吗？我们不仅要学会感知和控制我们的非言语信息，还要学会理解它们向成员传达的信息含义。因此，我们的姿势、情感和语调都会在某种程度上影响团体成员对我们的存在和愿意为他们服务的看法，但这并不意味着我们需要过分关注我们的每一个动作，相反当我们成长为一名有经验的音乐治疗师时，这些技能会成为我们的第二天性（Ronald，1997）。

第二章

团体音乐治疗的程序

音乐治疗从独立成一门专业学科以来，在全世界得到了快速发展，其服务领域相当广阔，很难界定其服务范围。美国《新音乐治疗师手册》将音乐治疗实践的服务范围进行了分类：

- 儿童及青少年，根据 1998 年美国音乐治疗协会会员的从业情况统计显示，音乐治疗师通常在以下十一个方面和儿童及青少年一起工作——发展性障碍、行为障碍、情感紊乱、身体残障、多重障碍、语言障碍、自闭症、视觉障碍、神经性障碍、听觉障碍、脑部受损者等；

- 成年人，主要包括医疗环境中的各类疾病患者、精神障碍患者、惩戒机构的少年和成年犯罪者、神经康复者、社区各类人群；

- 老年人，包括老年病患者和接受临终关怀的老年人。从中我们可以看到，音乐治疗的服务人群几乎覆盖了所有领域的人，既包括障碍、有疾病的人群，也包括正常的人群。

在今天音乐治疗已经成为身心健康辅助治疗的重要手段，这得益于音乐治疗在实践过程中不断探索，严格遵循科学、规范的治疗方法和程序。音乐治疗的实施已经成为一个有计划的系统干预和改变过程，因此，无论是个体音乐治疗还是团体音乐治疗，其音乐治疗程序都必须符合科学要求，音乐治疗师必须了解来访者的身心需求，做好治疗前的评估，并设计和提供适合来访者的音乐活动和音乐体验方案，在治疗中予以详实的观察和记录，评价治疗效果，做好结束治疗的准备。音乐治疗实践的研究者们对音乐治疗的实施步骤做了不同的划分，下面列举几个比较有影响力的划分方法：

1. 布鲁西亚分类法

布鲁西亚（Bruscia，1993）将音乐治疗程序分为三个基本步骤：

- 评估
- 治疗
- 评价

在这三个步骤里，评估帮助治疗师收集来访者的各方面信息，了解来访者的综合情况，发现来访者需要治疗和改变的方面；治疗是治疗师通过各种音乐治疗技术和方法帮助来访者恢复健康；评价是评判来访者通过音乐治疗之后的疗效情况。

2. 戴维斯和克菲勒分类法

戴维斯和克菲勒（Davis & Gfeller，1999）把音乐治疗程序细致地分为五个步骤。

- 转介
- 评估
- 治疗计划
- 治疗记录

- 治疗结束

3. 汉瑟分类法

汉瑟（Hanser，1999）则将音乐治疗程序划分得更为细致，共有十个步骤。

- 转介进入音乐治疗
- 建立和谐的关系
- 评估
- 目标设立与靶行为的界定
- 临床观察
- 确定音乐治疗策略
- 制订音乐治疗计划
- 执行音乐治疗计划
- 评价治疗效果
- 结束治疗

从以上三种划分中，我们可以看到，虽然划分的方式繁简不同，但主要流程与重点，各学者间具有一致性和共识。结合团体音乐治疗的需要，我们将团体音乐治疗的程序分为四个主要步骤：

- 评估。根据资料收集情况确定团体成员的问题所在，这部分主要是对来访者的症状、生理、情绪和社会状态等的全面评估。

- 制订长期目标和短期目标。根据收集到的团体成员的个人资料情况，选取团体成员当前呈现的具有共性的症状，制订出团体音乐治疗的长期目标和团体治疗过程中的短期目标。
- 制订音乐治疗计划。主要是根据治疗目标制订与团体成员的生理、智力、音乐能力等相适应的音乐治疗计划。
- 评价。团体音乐治疗结束后，对所实施的音乐活动在团体成员中所产生的反应和疗效进行评判。

第一节　团体音乐治疗的评估

科恩和格里克（Cohen & Gericke，1983）说收集与整理来访者的资料，是进行评估和制订治疗康健计划的基石。

一、来访者接受音乐治疗的适合度

在进行音乐治疗评估之前，音乐治疗师需要确认参与团体音乐治疗的来访者是否适合接受团体音乐治疗。在考量来访者之前，一个音乐治疗师需要了解将要入组的团体成员的基本情况，博伊尔和克劳特（Boyle & Krout，2000）列出了需要考虑的几个问题：

- 来访者现阶段的问题是什么？
- 来访者对音乐治疗的认识？
- 来访者怎样看待音乐治疗？
- 来访者要在治疗中关注的行为（明确音乐与非音乐的行为）有哪些？

- 询问并了解来访者是否服用了特殊药物？

- 询问并了解来访者是否接受过某些治疗？

- 来访者的生理状况如何？

虽然许多人都对音乐治疗感兴趣，但不表示他们真正了解音乐治疗，而且团体音乐治疗根据成员的症候不同，会有"同质组"和"异质组"之分，这也需要考虑参与团体音乐治疗的成员的适合度。汉瑟（Hanser，1999）列出了十类适合做音乐治疗的来访者：

（1）**主要通过听觉进行学习的来访者。**一些人通过聆听学得更好或者更快，这些人有时候被称作听觉学习者。他们在听觉形式上表现出来的能力使他们在分派的包括做出口头指示或者是听觉暗示反应的任务中获得成功。显示出非常好的听力能力的来访者在聆听音乐的时候更容易获得信息。他们可能很适合接受音乐治疗。

（2）**对音乐特别敏感的来访者。**音乐治疗并不是让来访者通过音乐治疗提高音乐能力，喜欢音乐的人会更倾向选择音乐疗法。有些人在听一首歌时可以很容易记住歌词和旋律，他们多半还可以正确地哼唱最近听过的旋律，他们对音乐有一种独特的敏感性。有时，对环境表现出一定了解的人显示出音乐表达的倾向，并且他们可以哼唱一些可能从收音机或是电视机里听到的一些美妙音符。还有一些生命已经快走到尽头的患有阿尔茨海默病的老人也可以表演音乐，虽然他们已经无法分辨时间和地点，但他们依然具有音乐能力，还有个别的老人证明音乐治疗可以提供一个很好的渠道去感受自己并发掘自身很多的潜力。

（3）**身体不便于活动或者是行动受限的来访者**。患有严重肢体损伤或疾病的人可能只能参与更被动的治疗方法，音乐治疗可以对个体实施无干扰的枕边治疗。被动的音乐倾听是无侵害性的，但是可以延伸出联想和想象的积极的内心世界，许多音乐治疗的方法几乎没有对身体的要求，允许人们在一个舒适和自然的水平上做出反应。

（4）**理解、认知能力有限的来访者**。对那些理解能力有限的来访者，包括对口头治疗没有作用或是无法参与对脑力强度要求比较高的治疗方式的来访者，音乐治疗是非常适宜的一种治疗方式。

（5）**其他治疗办法都不适合的来访者**。音乐治疗能够提供一种无威胁和安全的环境。它的技术是无侵入性的，提供给人们的机会是去参加一种不会失败的、创造性和自发努力的体验。儿童、青少年和成年人都可以从中获益，这是一种建立人们意志力和才能、增强自我意识的治疗方式。

（6）**情绪易激惹的来访者**。很多音乐治疗技术都会使人获得有趣的体验，大多数参加音乐治疗的人当他们身处其中的时候都会很高兴，这样更容易让人的性情变得温和。

（7）**交流或是表达思想情感困难的来访者。**音乐治疗可以用来治疗不能自如表达自己的患者。音乐提供可供选择的方式来增加一个人的潜在表现技能。在音乐治疗里，人们可能通过自己独特的方式进行反应，而且没有对错之分。对个别情感理解能力有限的来访者，通过音乐治疗，治疗师可以不知不觉地进入他的情感世界。

（8）**无法和别人相处的来访者。**音乐治疗使得团体心理治疗和家庭治疗中的人与人的相互作用变得容易并且恰当，因为能力差别很大的人在对自己的角色精心准备的前提下，可以成功地进行单独的音乐体验或是表演，音乐治疗可以用于在社会生活或人与人交往技能中有不足的人身上。儿童自闭症患者在行为表现方面的巨大获益与音乐治疗有着密切的联系。孤独、沮丧的儿童和成年人在音乐治疗中也会带有温和的气质。音乐可以营造出一种友善的、互动的氛围。

（9）**自我意识受限制的来访者。**音乐治疗强调尝试揭示每个人的音乐能力和创造之间的关系，这必然会影响到自我意识和自尊。

（10）**用传统治疗方式失败的来访者。**当其他的治疗方式失败，或产生令人不快的治疗结果时，患者才会被安排接受音乐治疗。在这种情况下，音乐治疗还是赢得了声望。

当然，选择采用音乐治疗是来访者和音乐治疗师达成的共识，在音乐治疗的临床实践中还会有各种各样的情况，需要音乐治疗师灵活应对和处理。

二、建立关系与收集资料

1. 建立关系

通常一位音乐治疗师在组建一个音乐治疗团体之前，有两项重要的工作要做：一是与来访者建立关系，二是收集完整的资料。这两项工作是平行、交互进行的，其中尤以建立关系优先，因为当来访者来到一个陌生的环境中时会有焦虑感，如果我们急于收集资料，而忽略来访者的焦虑，那么很有可能适得其反，资料收集工作会进行不下去。所以，当音乐治疗师第一次和来访者相遇时，要呈现出真诚、轻松的感觉，并具有幽默感和稳重、耐心、包容的态度，才能建立起相互信任的关系，做好评估之前的各项工作，为评估做好准备。以下是八个方面的具体指导：

- 介绍自己，并让来访者感到轻松，以便发现他自身的相关信息和来这里的原因；
- 在评估之前，不要有任何判断，仅仅是积极地观察、聆听；
- 用一些表示有兴趣、关心等积极态度的身体语言；
- 为了明白来访者的意图，可以问一些问题；

- 观察行为以及感觉要比会谈内容更重要，同时在适当的时候反馈你所看到的、听到的，在治疗的最后进行解释说明；
- 让来访者选择、提供他喜欢的音乐活动的机会，然后做出表示接受他的反应；
- 最大限度地利用那些可以增强个人体验的音乐活动；
- 学会忍耐，并试着从第一次会面中得到更多的信息而不是去解决问题。

所有这些指导并不是对每一个特定的临床状况都适合的，音乐治疗师必须用自己的判断力去决定是否适合某个来访者。

2. 收集资料

音乐治疗所需要的情况和资料可以来自不同的渠道，包括医生、心理学家、职业治疗师、物理治疗师、语言治疗师、学校老师、父母、社会工作者以及来访者本人。在医院环境中，音乐治疗师所需要的资料主要来自医生；学校环境中，资料通常来自家长和学校的老师或心理咨询师；在护理机构环境中，音乐治疗师所需的资料来自工作人员、医生、家庭成员等。

收集资料是为了更好地了解来访者，以便提供最适合的音乐治疗服务。戴维斯和克菲勒（Davis & Gfeller，2008）将来访者的资料收集分为九大基本方面：

- 医学方面，包括既往病史和现在的健康状况；

- 生理方面，包括动作范围、粗大与精细动作的协调性、强度及耐力；
- 认知方面，包括理解力、专注力、注意力、记忆力及问题解决能力；
- 情绪方面，包括对各种状况的适应性应对；
- 社会方面，包括自我表达、自我控制、人际互动的质与量；
- 沟通方面，包括接收与表达的语言能力；
- 家庭方面，包括评估家庭关系与需求；
- 职业／教育方面，包括充分的工作技巧与工作准备；
- 休闲技能方面，包括休闲需求和兴趣的觉察，并参与有意义的休闲活动与知道获取资源。

三、组建团体音乐治疗小组

团体音乐治疗通常具有明显的优势：一是经济原因，团体治疗花费较少，在团体音乐治疗中，一位音乐治疗师可以同时面对很多人；二是我们大多数时候生活在社会环境中，许多问题也发生在社会环境中，因此，音乐治疗师可以在团体音乐治疗中创造一个安全的、小型的社会支持系统，帮助团体成员解决他们在团体外遇到的问题，使他们更健康、更有效地面对现实生活，这也是团体音乐治疗的目的。

在组建团体音乐治疗小组时，需要考虑的第一个因素是依据年龄和临床症状等进行分组，从而确定进入音乐治疗小组的人选。这种情况下，音乐治疗师先决定分组的原则，然后评估可能入组的成员，通常需要咨询与这些来访者工作的其他工作人员，以便决定最终入组的成员。这样，来访者可以因不同的原因入组——可能是因为他们面临着类似的问题，也可能因为他们有着类似的功能水平。还有些团体音乐治疗小组的组建是基于成员对某些音乐或者音乐治疗的兴趣，这常常是在那些伴有情绪障碍的成年患者的治疗机构、护理之家，以及其他老年机构中组织音乐治疗小组的方式，这样做的好处是这些参加音乐治疗小组的成员都是出于来访者自己的选择。而在社区机构工作的音乐治疗师通常是对已经在机构里面的人群进行团体音乐治疗，在这种自然环境中工作的一个好处是可以丰富和增强来访者的社会联系，因此社区团体音乐治疗能够成为一个连接社区成员、培养和谐有爱、增强邻里团结的纽带，这有助于音乐治疗师理解他们自己的角色和社区中音乐治疗的角色。

组建团体音乐治疗小组需要考虑的第二个因素是治疗设置是长期的还是短期的。这对儿童的学校机构通常不是个问题，因为大部分学校的音乐治疗项目周期至少是一年，同样对福利机构或其他老年机构中的音乐治疗项目也不是问题，因为这些机构的人员都是稳定的、长期居住的模式。但是在康复机构、医疗机构和精神健康机构中，很多来访者在治疗项目中的时间通常都非常短，因为他们的流动性大，再加上医疗保险等其他原因，有些来访者可能仅仅在这里待一两天，有些人可能待得相对长一些，但也仅仅三四周而已。因此，这类人员适合组建短期团体音乐治疗小组，音乐治疗师可以为这些短期团体音乐治疗小组在一周里安排比长期住院团体音乐治疗小组更多的治疗次数，如每周二至三次治疗，这样能以更紧凑的形式达到治疗目标。短期团体音乐治疗小组的治疗目标与长期团体音乐治疗小组的治疗目标可能会很不相同，短期团体音乐治疗小组通常类似于危机干预、功能恢复和帮助来访者从社区获得资源以便在未来获得进一步的社区治疗和支持，因此治疗方法和预期目标也必须适应短期治疗。既定的治疗目标必须尽快完成，因为有些时候仅仅只有一次治疗的机会，这种情况对音乐治疗过程的改变很大，所以在治疗中必须很快完成评估，方法必须易于掌握，疗效的评价需要在治疗过程中进行。

组建团体音乐治疗小组需要考虑的第三个因素是结构化水平。团体音乐治疗小组通常由不同的方式组成，我们有必要了解团体音乐治疗中的结构化水平，以及音乐治疗师所提供的指导的范围。因此，有的音乐治疗师使用指导性方法引导小组建立音乐治疗体验类型，引领成员完成计划好的活动；也有音乐治疗师用非指导性方式，几乎不对团体提出指导，而是允许和鼓励小组成员解决自身出现的问题。尽管团体领导的方式有指导性，也有非指导性的，但在一个真实的团体音乐治疗过程中，许多治疗团体同时包含两种领导方式，在某种情形下用这种领导方式，而在另一情形中用另一种领导方式，这时完全分辨指导性或非指导性就比较困难。尽管如此，我们仍然可以看到，用指导性方式领导的团体通常会归入活动性治疗（Wheeler，1983），或支持性、活动取向的音乐治疗。例如，老年团体音乐治疗中指导性的领导方式，通常围绕社会活动性、个人控制和提高他们的知识、技能和幸福感而进行，那么指导性的建议就包括：

- 提高与他人的社会交往和互动；
- 提供做决定和选择的机会；
- 提供学习或再学习信息、技术的机会；
- 利用个体资源发现新方法的机会。

克莱尔（Clair，1996）指出，音乐治疗能根据所有这些治疗方法和目的确立治疗活动的类型。查文（Chavin，1991）在关于阿尔茨海默病患者的音乐治疗应用里，也引用了活动性音乐治疗的目标和方法。

另一个在团体音乐治疗中使用指导性领导方法的例子是卡西（Cassity，1976）。他研究了精神病患者学习吉他过程中同伴接受性、团体凝聚力和人际关系的影响。音乐治疗师在教授团体成员吉他时，无疑是运用了指导性的领导类型。在指导性类型中，团体依赖治疗师维持团体的进程和做出决定。但是如果治疗师想增强小组成员对团体中所出现的事情的责任感，就要尽量少用指导性的方法。

团体音乐治疗中的活动有即兴演奏部分，它们将音乐即兴演奏和成员对即兴演奏的反应作为治疗手段，在这个过程中，音乐治疗师对促进团体成员的即兴演奏和体验的语言过程有着重要作用，音乐治疗师对团体即兴演奏的推动可以是指导性的，也可以是非指导性的或者两者兼具。例如，精神分析团体音乐治疗中的团体即兴演奏，就较少使用指导性方法。在完全非指导性的团体音乐治疗小组中的指导虽然比指导性的，和指导性、非指导性相结合的方式中的指导较少，它也不是一种典型的音乐治疗方式，但它在理论上是可行的。即便在无指导者的团体音乐治疗中，领导者还是需要出现以帮助治疗团体发挥应有的功能（Wheeler，2010）。

四、团体音乐治疗的评估过程

1. 评估是在音乐治疗开始前需要完成的任务

评估提供了来访者的历史背景和目前的状况，并为后面的治疗策略和目标提供依据。通常来说评估有两种类型：一种是基于描述性的结构形式，音乐治疗师根据来访者的症状或问题设计治疗计划，主要关注的是来访者的问题、障碍或弱点；另一种是满足需要的评估，这类评估将来访者的兴趣、价值观和态度融入音乐治疗计划中，主要关注的是对来访者的需要、优势和潜力方面的评估（Hasselkus，1986，Lewis，1989）。

2. 评估的内容及完成的时间问题

评估是分析一个人的能力、需求及问题，而且在治疗开始之前完成（Cohen & Gericke，1972；Punwar，1988）。评估的结果将影响对来访者的服务，评估的数据和描述都将与接下来的音乐治疗相关，进行评估时所获得的资料，可来自对来访者或包括家人在内的其他人的访谈，或直接观察来访者在认知、生理与其他方面的状况，观察来访者与人互动的情形，也参考来访者过去的资料记录。原则上，评估通常是由各个领域的专家团队联动完成的。这个团队可能包括医师、职能治疗师、心理师、物理治疗师、社工、音乐治疗师等。团队中的每个人，依照他们的专业完成各自相关部分的评估。例如，医师评估当事人的用药记录及当前的健康状况；职能治疗师则汇集当事人在社交、休闲及职业上的技能信息；而心理师则测试认知能力及人格；物理治疗师探索当事人较为缺陷的运动机能；社工则评估家庭和其他方面的关系；音乐治疗师则评估当事人对音乐的兴趣、能力及技巧。除此之外，作为团体音乐治疗的基础，音乐治疗师也会评估在音乐刺激下，接受评估的团体成员在非音乐领域的优势与劣势，包括听觉、知觉、记忆力、听力、粗大或精细运动协调，以及社会与情绪行为（Hanser，1987）。

3. 评估的方法

音乐治疗师必须知道评估方法。其一，评估中所获得的情况和资料将决定治疗的性质和范围，这些资料将帮助音乐治疗师决定团体成员是否适合进行团体音乐治疗？如果适合，什么样的音乐治疗目标和方法是恰当的？其二，团体成员的需要为明确团体音乐治疗的评估方法提供了参考。也就是说，如果我们不知道我们的起点在哪儿，我们便不知道我们现在走了多远，如果治疗的进程没有满足成员的需要，治疗师就必须随时调整治疗计划。而当团体音乐治疗结束时，最后的疗效评估与最初的评估可以告诉我们团体音乐治疗的效果和团体成员的进步。其三，音乐治疗专业的发展和成长依赖于音乐治疗师正确地观察、分析和评价团体音乐治疗的能力。科恩和埃弗巴克等（Cohen Averbach & Katz，1978）强调，无论是音乐治疗，还是其他专业，没有一个专业可以不依靠一个正确有效的评估体系就能确立自己的专业地位的。这一评估体系必须强调音乐治疗的独特性和对团体的个性化治疗、训练和康复计划的实施。

4. 不同的人群和不同的问题采用不同的评估工具

在评估中因人群和来访者的问题采用不同的评估工具。不同的专业人员会注意来访者的不同功能方面的情况，一个心理学家所使用的评估工具与职业治疗师相差很大，而职业治疗师使用的评估工具又与物理治疗师不同。信度和效度是评价一个评估工具是否适用的最重要的两个因素。信度是指一个测验中对行为测量的一致性。为了使测验可靠，每次对行为的测量必须相同。效度是指一个测验的测量是否恰当。例如，当你想要检查你血液中的胆固醇水平时，那么胆固醇检测就是有效的（而不是测量你的血红蛋白或白细胞的数量），而且如果每次你都是用同样的检测方法，那么你的胆固醇检测的结果就是可靠的。心理学家、物理治疗师、医生、职业治疗师以及其他专业人员收集到的有关生理、社会、认知以及医学的非音乐资料是有助于音乐治疗的，另外音乐治疗也形成了一些自己的评估工具，用来评估不同人群的各种音乐的和非音乐的功能和能力。在音乐治疗中有四种形式的评估方法可以帮助我们简捷地进行评估工作：

（1）**汇集评估法**：音乐治疗师通过阅读其他专业人员，如心理学家、医生、职业治疗师、物理治疗师，以及其他医疗小组成员所提供的病历，从中获得有价值的信息资料来建立自己的治疗目标和干预方法的评估。

（2）**列表评估法**：很多评估是通过描述性的记录方法来汇集信息资料的评估。这样做虽然有利于理解，但是较费时间。列表评估法虽然不够详尽，但操作十分快捷。音乐治疗师可以制作一个表格来评估来访者。

（3）**患者特性评估法**：音乐治疗师通过一些精心挑选的问题对由其他医疗小组成员提供的已有的信息资料进行补充，进而产生一个适宜的治疗计划。

（4）**跟踪评估法**：很多时候，评估实际上是在治疗过程中随着动态发展不断进行的。在这种情况下，治疗师运用有计划的治疗性音乐体验显示来访者所具有的优势及其需要。经过一段时间，治疗计划即可以在已经获得的信息资料的基础上形成。这种方法的优点在于可以应用在对那些刚加入某音乐治疗团体的成员的评估上，但缺点是它需要较长的时间获得必要的数据，以便制订有效的治疗目标（高天，2006）。

5. 团体音乐治疗中的评估方法

音乐治疗师通过前期联动机制，在评估前需要充分了解团体音乐治疗每个成员的整体情况，并将诸如文化背景、病史、一般性行为特点、药物反应、其他治疗情况、其他相关信息如兴趣爱好、交流能力、行为控制等的资料信息汇集。然后以来访者为中心的原则，制订适合团体小组成员的音乐治疗评估方法。团体音乐治疗小组的治疗计划是建立在对每个团体成员的个性特征的评估基础上确定的，因此团体音乐治疗的评估也需要评估每一个团体成员当下的身体各方面所具有的优势和弱势，然后再寻找团体共有的、需要解决的问题来制订治疗计划。一般来说，团体音乐治疗的评估可以从以下几个领域进行：

- 生理：动作范围、大肌肉群和小肌肉群的运动能力，手眼等的协调配合能力、强度及耐力等；

- 交流：语言能力，包括表达和理解、发音等；肢体语言的表达能力；

- 认知：理解力，对自我身体的意识和方向感，听觉、视觉信息的接受能力；

- 情绪：面部表情，情绪的表达范围，恰当的情绪反应，对音乐的情绪反应；

- 社会：对自我、他人和环境的意识。与他人的互动、参与活动的能力；

- 音乐：嗓音、节奏感、旋律感，对音乐的喜爱、音乐分辨能力。

一般在团体音乐治疗开始的第 1 ~ 3 次（根据团体成员的情况而定），通过制订与团体相匹配的音乐活动，进行无干预、对团体小组成员的评估。每次的评估可以根据需要对不同领域分别进行评估，因此有时并不需要一次团体音乐治疗活动把所有领域都评估到。音乐治疗师需要根据评估前收集到的资料和团体成员的当下状态进行评估，如有无法确定的方面可以通过再次活动来确定。需要说明的是评估不仅仅意味着随意用某一测验得出一定的分数，评估包括对交流、认知、身体、音乐、心理－社会、情感和其他行为的初步、综合或过程的测量。一份有效的评估能帮助治疗师制订有效的团体音乐治疗计划。

第二节　团体音乐治疗的长期目标与短期目标

　　团体音乐治疗中的评估部分完成后，我们可以获得团体成员在评估范围内的功能信息以及对各种音乐活动的反应能力。在这些信息的基础上，我们开始分析团体成员的整合功能情况，制订接下来的音乐治疗长期目标和短期目标，并在每一次的团体音乐治疗活动中加以实施，促进团体成员的成长和发展，达到团体音乐治疗的疗效。

一、团体音乐治疗的长期目标

　　团体音乐治疗中的长期目标就是在目标领域期望得到的结果，它是根据相关资料和评估收集的信息确定的。它为治疗指明了目的和方向。布鲁西亚（Bruscia，1993）认为一个合理的长期目标在表述上应该具有该团体的特殊性，但并不要过于精确地帮助团体寻求改变的方向。这个长期目标陈述了团体整体的改善方向，它是宽泛的，但需要一定的具体性，难度应该是团体成员能够达到的，在治疗过程中能使团体成员在这个长期目标指引之下进行互动与沟通，有助于明确治疗所要达到的结果。这样的长期目标有助于音乐治疗师理解治疗所针对的领域，也帮助治疗师明确治疗的大致方向，并且长期目标提供了一个建立短期目标的基础，团体音乐治疗的短期目标则被用来测量每一个团体成员在治疗中朝着长期目标所规定方向进展的程度。由于不同环境、不同机构对团体音乐治疗的长期目标有不同的描述，音乐治疗师必须根据不同的环境和机构对长期目标进行调整。总之，团体音乐治疗的长期目标要根据需要而制订。

一个好的长期目标指明了期望发生改变的方向，如某方面的提高或某种行为的增加或减少，并在一个适当的程度上对行为做出了描述。长期目标通常是宏观的、框架性的，无须具体明确地说明表现行为的实际状况。例如"提高人际交往能力""提高情绪控制力""增强精细动作的功能水平"等。因此，长期目标通常适合于一个疗程或几个月，根据团体心理治疗模式，团体音乐治疗的长期目标一般都会按计划在一个特定的时间段内进行回访。特别是在学校里针对学生的团体音乐治疗，由于学生团体在一定时期内相对固定，也有条件至少每年回访一次，跟踪团体音乐治疗的效果，也可以将其纳入"长期关爱促进心理健康的项目"里去。

　　结合团体音乐治疗中团体成员的需求、发展程度、能力与接受音乐治疗的目的而设定的行为目标和音乐目标，必须以具体、简单、可行为原则。一般来说长期目标包括：

- 动作技巧（基本运动能力、知觉动作协调、手眼协调性、身体放松能力等）；

- 沟通技巧（语言、声音品质、流畅性、声韵、非言语的沟通能力等）；

- 认知技巧（推理能力、理解能力、观察能力、注意力、记忆力等）；

- 社会行为技巧（人际关系、合作能力、自我控制能力、接纳他人、自我价值的实现能力等）；

- 情绪调适（情绪缓解、创造性、表达性、自发性等）；

- 学习能力（学习技巧、完成课业、聚焦学习等）；

- 生活自理（衣、食、住、行等独立能力的培养）；

- 休闲能力（时间管理、休闲方式）；

- 职业能力（工作能力、满足感、表达能力、自信心等）；

- 精神层次（真诚、存在感等）；

- 生活品质（健康、自我接纳、自我实现等）（Boxill, 1989; Hanser, 1999）。

二、团体音乐治疗的短期目标

一旦建立了团体音乐治疗的长期目标，音乐治疗师通常需要将长期目标进行细化，建立明确的、可操作的团体音乐治疗的短期目标。短期目标明确了治疗过程中期望出现的结果，而这些结果是为实现长期目标服务的，表明长期目标是否正在达成，也就是说，短期目标是较小的目标，是可被观察并可被操作和测量到的。因为短期目标是治疗中预期可被观察到的行为，所以短期目标是将使用的音乐治疗计划具体化，并随每一次治疗进程在治疗时随时调整。在治疗中成功达成短期目标，是向长期治疗目标的不断迈进，因此，短期目标常常在每次治疗中都有所改变。长期目标在治疗过程中一般是固定的，而短期目标在每次音乐治疗中都会有所不同。在治疗中被具体化描述并概念化了的短期目标，不同的观测者对同一测量要达到高度的一致性和可验证性。

建立短期目标需要包含以下三部分：条件、行为和标准。条件指在行为可被观察到的某次治疗中预期会发生什么；行为指在治疗中成员要做的"靶行为"；标准则表明预期成员会产生的行为达到何种程度，或发生多少次那样的行为。比如一个团体音乐治疗评估后制订的长期目标为：

【例1】**长期目标：**增强现实定位。

　　短期目标：（O1）治疗师要求成员说出当天是星期几时，4次中有3次答对；（O2）治疗师问成员现在是哪一年时，能在10秒之内正确作答。

【例2】**长期目标：**提高语言交流能力。

　　短期目标：（O1）在预设的歌词间隙，成员可以就其他成员针对歌中提出的问题进行回答，最多需要一次提示；（O2）在治疗师要求下，成员可用语言表达自己的感受。

【例3】**长期目标：**扩大动作幅度。

　　短期目标：（O1）跟随音乐做动作时，成员可以根据治疗师的示范上下摆动手臂，摆动幅度不少于12°；（O2）在唱《变戏法》歌曲时，成员至少可以做一半的动作。

【例4】**长期目标：**增加创造性的自我表达。

　　短期目标：（O1）治疗师邀请成员用一种声音即兴表达自己的当前感受时，成员可以选择一种乐器并奏出能反映其感受的声音；（O2）当小组的主题是"春天"时，成员至少可以唱出一段描述春天气候或有关春天的记忆的歌曲。

【例5】**长期目标：**增加适当的语言反应。

　　短期目标：（O1）小组合唱时，成员将展示出与大家一起歌唱的能力，而不是唱自己创编的歌词；（O2）小组成员互动时，成员能将注意力保持在当前任务上，并能对小组内的其他成员给出适当的语言反应。

短期目标的价值之一就是帮助音乐治疗师聚焦在一个特定的时间内，成员的多少行为是我们希望的，或我们希望成员做得能有多好。正确的短期目标应该是在一个时间段内能够达到的目标。如果成员持续地不能达到预定的目标，或者总是超过这个目标，那么这个短期目标就可能设立得不正确，要么难了要么简单了，这样都达不到治疗效果。在这种情况下，治疗师就应该重新评价自己的期待，并建立新的短期目标。

治疗师一旦设立了适合的短期目标，那么对它们的测量就不再困难。通过对短期目标进行测量，我们可以知道什么时候需要调整短期目标，以及什么时候能够达成长期目标。另外，重要的是要对长、短期目标定期进行重新审视，在团体心理治疗中，如果团体成员整体的反应趋于稳定的话，治疗师就要设立新的目标。

每一个短期目标都包含几个可被观察的行为和观察的标准，这些观察的标准必须是可量化的，可以使用数字或百分比等来衡量。所以在测量目标行为时，需要根据短期目标中的特定行为，有针对性地提出进行观察、测量的标准，这也被称为靶行为。为了记录可靠，定义靶行为必须非常明确。团体音乐治疗的一个优势就是在治疗某一特定行为时，其他非音乐的目标和非音乐的技能也随之改善。无论治疗师选择的是直接的还是间接的方法满足来访者的需要，靶行为永远不会是孤立的，这个行为影响着其他行为，也受到其他行为和因素的影响，它们之间不同程度地相互影响着。就团体音乐治疗模式的目的而言，靶行为引导着变化，治疗的结果是通过观察这一行为的变化来评估的。

靶行为是治疗计划的核心，我们给靶行为下定义时应特别谨慎，它的参数应该具体化并且表述清楚，这样任何两个观察者才能对该行为是否发生达成一致。保证高度的内部观察一致性（信度），这对得到可信的结果很重要。完整的靶行为描述或反应定义，应该包括以下几点。

- 描述用语：用简明的描述术语说明靶行为；
- 行为的界定：具体解释在何地、何时、应该发生什么反应；
- 观察的信息：无论行为是间断的（记录反应发生的次数）还是连续的（记录反应持续的时间），都要尽量用量化的手段来体现被观察的行为；
- 反应的边界：举例说明哪些行为构成了靶行为，与之相似的行为，不应考虑在内。

例如假设短期目标为：（O1）截至 8 月 22 日，团体成员 1 能够在一次治疗中至少有三次主动向同伴问好；（O2）截至 8 月 22 日，团体成员 1 能够在一次治疗中至少两次主动表达自己对音乐的感受。那么针对这次的短期目标的靶行为可以通过表2.1 来记录。

表 2.1　靶行为

靶行为	姓名					
	成员 1	成员 2	成员 3	成员 4	成员 5	成员 6
1. 主动向同伴问好（次）						
2. 主动表达自己对音乐的感受（次）						

主动向同伴问好的次数，理解为在一次团体音乐治疗活动中，音乐治疗师在活动的设计中有 6 次让成员可以主动向同伴问好的机会，成员 1 在治疗活动过程中主动向同伴问好的次数。同样，主动表达自己对音乐的感受的次数，理解为在一次团体音乐治疗活动中，音乐治疗师在活动的设计中有 4 次让成员表达自己对音乐的感受的机会，成员 1 在这次团体音乐治疗活动中主动表达自己对音乐的感受的次数。

三、团体音乐治疗的观察与记录

一名善于观察的音乐治疗师，在团体音乐治疗的临床实践中，一定要在每次治疗过程中观察发生了什么，注意听音乐，而不是让自己的思绪提前考虑下面计划要听什么歌曲。在与团体小组在一起时，或退出观察时，都要很清楚自己在干什么。这样才能学到作为音乐治疗师更多的主观和客观的经验。一位音乐治疗师从零开始观察靶行为，注意个体在做什么，做了多少次或持续了多长时间，还有一些可能会影响这种行为的周围事件。靶行为的系统观察将揭示行为表现的程度，并为治疗提供依据。

最好在音乐治疗情境和其他情境下（即音乐治疗内和音乐治疗外）都能进行观察，以检验改变了的行为是否在两种情境下都发生。事先建立的行为目标说明或暗示了靶行为是否会增加、减少或保持不变。反应定义详细说明了应观察什么，这种行为是间断的还是持续的。

在团体音乐治疗中，对治疗过程中的进展进行全程监控和观察是治疗工作中重要的环节之一。这样可以使音乐治疗师在治疗进展不理想时及时地调整治疗计划，并在治疗结束时衡量治疗成功与否。现有许多种团体成员行为数据的收集方法，常用的方法有频率记录法、持续时间记录法、时间抽样记录法、信度系数记录法、基线观察法、功能分析观察法等。

1. 频率记录法

这是非常实用的方法。治疗师在观察中，简单地计算患者的某些不连续行为出现的次数。也就是说，某一具体行为出现的频率。在有些情况下，治疗的短期目标就是减少某些行为的发生。例如一名团体成员非常烦躁不安，并不能参与团体治疗活动。为了确定成员的烦躁程度是否得到缓解，治疗师可能会计算成员在治疗时间内离开座位的次数。另外，也许我们希望看到一些健康的或有目的的行为出现的次数增加。因此，音乐治疗师可以计算成员在一个特定的时间内学会演奏吉他和弦的数量。任何可计数的行为都可以用频率记录法来记录。包括使用语言的次数、迟到的次数，以及辨认乐器或乐曲的数量等。使用频率记录法的优点是，这种方法可以不影响正常的治疗进程，同时进行数据的采集，且数据很容易记录并制成图表。治疗师可以简单地在一张纸上记录行为的次数，或使用一个计数器。数据可以转化为图表，以便提供一种显示成员治疗进展情况的视觉表示方法。例如，团体成员 A 正确地回答了十个问题中的六个；团体成员 B 模仿出十二个治疗动作中的八个。频率记录的好处是，它不会中断正在进行的工作或研究，而且资料易于取得与绘制。治疗师只需用到纸或计数器来记录行为。资料可以转换成图表（以下将讨论），它提供了案主治疗进程视觉化的呈现。

2. 持续时间记录法

有时，测量团体成员某一行为的持续时间是很重要的。持

续时间可以是总的时间长度（如秒、分钟、小时），或者某一
行为在一个特定时间中出现和持续的比例。例如，一些行为本
质上是持续地发生在某一时间段内，音乐治疗师更关心行为持
续的时间长度，而不是它是否发生过。保持对视，单脚平衡，
坐在椅子上，笑，哭，吹奏某个长音，练习唱歌，刻板摇摆动作，
或保持放松的秒数、分钟数等，都可以使用持续时间记录法。
秒表是给行为计时的一个有用的工具，观察者能够迅速记录行
为开始和结束的精确时间。应注意的是许多行为可以记数也可
以计时，比如对视、发音、破坏行为、弹奏乐器等。根据个人
行为的特征，音乐治疗师将决定反应频率记录法和持续时间记
录法哪一个更可行。频率记录法和持续时间记录法都是简单的
观察法。然而不是所有的行为都容易观察，需要选择一种适当
的方法。

3. 时间抽样记录法

时间抽样记录法也是一个常用的观察方法，用于行为不是
完全间断的情况。确定在短时间内，靶行为是否发生。观察者
在以下任一条件下进行行为抽样，记录反应：

- 个体在某段时间内一直做出反应；
- 个体在某段时间内的某一时刻做出反应；
- 个体在某段时间内的最后一刻做出反应。

时间抽样记录法是治疗师选择一段时间观察，对该时间段内某个小组成员的目标行为进行记录。在这些事先决定的时间内进行行为抽样观察。这把对治疗的干扰降到了最小，在观察以外的时间，治疗师才可以完全关注其他小组成员。

4. 信度系数记录法

音乐治疗师在团体音乐治疗中的观察常常是带有自身特点的，对积极治疗结果的期望，自然会影响治疗师的观察。为了保证得到可信的数据，需要另一位独立的观察者同时记录下靶行为。衡量观察者间的一致性（或内部观察者一致性）被称为信度系数，通过它可得到这些数据的可信水平。一个简单的方法是计算出一个百分比：

$$信度系数 = \frac{一致}{一致 + 不一致} \times 100\%$$

式中，一致 = 两位观察者都观察到靶行为的次数；不一致 = 只有一位观察者观察到靶行为的次数。85% 及其以上的信度系数是多数行为测量期望达到的。小于 85% 时，治疗师可能要修改反应定义或完成更多细致的记录过程。

5. 基线观察法

人的行为是多变的，而且容易受到环境因素的影响，所以在提出假设之前，对行为进行较长时间的观察是很明智的。基线是治疗干预之前对一系列靶行为观察结果的记录。基线观察常用图表表现出来，横坐标为阶段、试验天数，纵坐标为靶行为的数据。观察的反应达到相对稳定的水平时，才记录基线。对于将要减少的行为，基线可能较高；对于将要增加的行为，基线可能在治疗开始之前较低。基线是此后团体音乐治疗效果比较的基础，一般来说，基线可作为在自然环境中对行为的描述。然而，在音乐治疗环境中可以观察靶行为，这种特定音乐环境是与治疗相结合的，但并不是为了影响目标而设计的。这种情况下的观察，可以与增加特定音乐刺激或治疗技术的治疗条件下的观察相比较。

6. 功能分析观察法

在实施治疗计划前对靶行为的观察不仅很重要，而且有助于观察这种行为与周围事件的关系。行为的功能分析就是完成这项任务。特别是对问题行为的检验，功能分析将进一步分析保持和控制问题行为的周围事件。它包括三个方面的观察：

- 问题发生之前的事件，比如，事先刺激或经历；
- 紧随问题发生的事件，比如，潜在的强制性的或惩罚性的结果；
- 问题行为本身，比如，不愿反应的频数或持续时间。

功能分析应在行为被观察的情境下，即行为发生的情境中进行。如果不能安排这样的自然观察，那么应建立一个尽可能与问题情境相似的环境，以引起不适当的反应。如果比利与同学常在操场上打架，那么观察打架的行为应该在自由活动时进行。这些记录将助于发现问题行为发生之前的事件。这些事件可能引起了不良行为。当反复观察问题行为时，发现同样的事先事件后会多次产生相同的结果，就可以肯定地说所观察的这些事件控制着问题行为。一旦这些偶然因素得到确定，治疗师就可以拟订计划来操纵它们，以改变问题行为（Hanser，1987）。

医疗卫生机构必须保存正确且完整的诊断记录、治疗资料与来访者的照护资料，并依时间先后顺序记录下来访者的这些治疗信息，这被认为是法定文件（Miller，1986）。这些文件的内容还被用来对所提供的服务的治疗效果、成本效率以及功效进行监督。当团体音乐治疗在医疗机构参与与团体成员相关的治疗记录时，音乐治疗的疗程报告就可以被用来向医疗保险公司、医疗福利或公费医疗证明其费用。也就是说这些文件在医疗人员和患者之间形成了一个桥梁关系。

在医疗系统按时提供正确的病历文件是所有音乐治疗师的基本责任。以团体音乐治疗为例，这些文件应包括评估数据、治疗长期目标和短期目标、治疗计划、疗程记录以及总结报告。文件中信息情况应写得简明，并使用客观、无主观评价的专业术语。病历文件对于文件报告的书写要求和格式在很大程度上取决于所在的机构，但在医院一般常见的病历文件的写法有"APIE"。APIE记录包括如下四个部分：

- A= 评估（Assessment）：在这个部分，治疗师叙述在最初的评估中就持续出现的需求和来访者在治疗中或每一次治疗后出现的特定行为。

- P= 计划（Plan）：治疗师列出所有治疗计划，并记录使用的音乐治疗介入方法。

- I= 干预（Intervention）：在这个部分，治疗师用主观与客观的语言描述观察的事项，以及治疗师在治疗过程中的干预情况等的描述。它包含了治疗的时间、团体参与的人数、治疗效果，以及治疗中的情感表达等。

- E= 评估（Evahiation）：是最终的部分，治疗师会陈述符合治疗期待的长短期目标，评估团体成员的整体进展，以及达到团体治疗的疗效情况（Luksch, 1997）。

团体音乐治疗中的观察与记录是包括了许多测量行为数量的方法，如频率记录法、持续时间记录法、时间抽样记录法等；也有作为补充的观察如功能分析观察法等。这些记录的整合在主、客观上证明了来访者的进步。

第三节　团体音乐治疗计划的制订与实施

　　一个健康的个体必须能够成功地与他的周围建立起正确的人际环境，而无论是心理障碍还是生理疾病患者都不同程度地存在人际关系方面的障碍。音乐活动通常是集体性的活动，这种共同的参与过程又常常会有助于建立一个良好的、亲密的合作关系，并进一步为自己创造一个和谐的、安全的社会环境。音乐的本质要求参与者的密切配合和精诚的合作，任何合作上的失误或失败都会马上导致音乐效果的不和谐与失败，而且这种不和谐与失败会立即反馈到每一个参与者的耳朵里，造成听觉、心理甚至生理上的不快感。因此，团体音乐治疗在实施过程中，以科学的治疗程序为引导，利用音乐本身具有的一种强大力量帮助所有参与者进行合作，并使他们控制可能破坏音乐和谐的任何自我冲动和个性表现行为，并在音乐活动过程中学习与他人合作和相处的能力和技巧，而这种在团体音乐活动中的合作能力最终会泛化和转移到他们的日常生活中。另外，音乐的魅力和愉悦性也会吸引团体音乐治疗中的那些有社会性退缩倾向的成员参与到设置的音乐社会活动中去，从而改变其自我封闭状态。团体音乐治疗中的各种音乐活动可以有效地帮助团体成员发展听觉、视觉、运动、语言交流、社会、认知以及自救能力和技巧，在这个过程中，音乐还可以帮助团体成员学会正确地表达自我情感（高天，2006）。

一、适合团体音乐治疗的主要音乐治疗策略

当一个团体经过评估制订了长、短期治疗目标以后，就要开始制订团体音乐治疗计划了，通常需要从种类繁多的乐器、音乐风格、表现方式和方法、音乐系统、学派和哲学流派中选择适用于团体成员的音乐治疗策略。而在团体音乐治疗中，音乐治疗师会根据个人的性格特点、生活经历、人生观、成熟的价值观等设计出自己独一无二的富有创造力的音乐治疗策略。但这些音乐治疗策略都有一些共性的地方。一般都包括作为行为刺激反应结果的音乐、作为前提或线索的音乐、通过教音乐来教其他的技术、内省性的音乐技术等。下面列举一些音乐治疗策略：

1. 作为音乐提示行为的正强化音乐

行为主义心理学告诉我们，当一个人的行为获得了一个令

人满意的结果时，这种行为将会持续或增加。音乐治疗师把音乐作为一种强化物来奖励令人满意的行为时，治疗师们常常发现这也具有同样的效果。当这种良好的行为增加时，音乐就成了正强化物。音乐聆听、乐器演奏、具有创造力的音乐经历和集体音乐活动，皆可作为强化物，它们都具有强化的作用，并且能为行为的改变提供动力。

音乐作为正强化物的规定：

- 在目标行为产生和音乐强化之间要建立一种清楚对应的关系。治疗师必须清楚地知道这种用于强化的音乐何时提供；
- 获得音乐强化的行为应该有高发生率；
- 在具体行为发生之后音乐强化应该立即产生，如果这样不可行的话，那么可以用标记、点符或其他符号暂时取代音乐，但是这些点符与标记必须兑现为音乐强化物；
- 行为的改进和音乐之间应该有一种直接的、积极的关系，正确行为的次数必须与音乐使用的时间成正比，同时，小小的进步也要有相应的音乐强化，这样即便是最小的进步也能得到强化。

2. 作为音乐提示行为的负强化音乐

在团体音乐治疗的互动中，当音乐增加时常常会促使团体成员的行为增加，同样，当音乐减少或退出时，团体成员的行为也随之减少。当在治疗中音乐的减少或退出引起了团体成员有效行为的减少时，这就是我们所说的负强化。当音乐作为负强化时，负强化的含义被定义为行为的减少，所以在这里负就意味着减退。例如，一个团体成员用乐器碰撞了其他成员后就收走这件乐器；在还没有被允许时就自行离开团体的成员被取消参加活动的权利等。显然负强化类似惩罚，惩罚是限制音乐的运用，惩罚的技术应尽量少用，音乐治疗师应该多用积极的方式引导。

3. 充分应用音乐生理心理效应

当我们在团体音乐治疗中，把音乐中的旋律、节奏、和声、音乐联想等当作团体音乐活动的素材时，这些素材就会引起团体成员的身心反应，通过这些身心反应的调节来帮助团体成员达到改变的目的。

旋律在团体音乐治疗中是可以影响团体成员的行为的。例如，音乐治疗师可以把团体成员的名字写成一个简单的曲调，作为暖身时的问好歌，音乐治疗师用吉他弹出简单的旋律，团体成员一起演唱和互动问好，能有效地消除团体成员的陌生感，彼此在音乐的旋律中产生联结、表达出友好接纳的行为，而这些是接下来的治疗的基础。

节奏也同样是影响人的行为的音乐元素，而且可能效果更加明显，有组织和富有活力的节奏在音乐治疗中常常具有重要的作用。在团体音乐治疗中，节奏能提示我们在什么时候该反应，并且节奏能使我们作为一个团体在一起工作。当我们进行音乐活动时可能就是这个元素，使我们联系在一起了。就如同催眠曲的反复节奏在睡眠中可以发挥重要的作用一样，背景音乐的节拍和节奏常常影响我们作为消费者在超市里的购买行为，还有在一起跳舞的节奏可以发展人体空间意识和知觉－动力系统等。

和声也能影响人的行为。在听到主音或被解决的终止式时我们通常会有很满足和舒服的感觉，而不和谐的和弦、未被解决的七和弦却总能引起人的一丝不安和类似疑问的感觉。音乐中的这些因素比预想中的还要更加复杂，能够唤起快乐与平静感觉的音乐总是不可能被定义为唯一的音乐，有太多的因素影响着人们的体验和行为，因此一个音乐治疗师如何使用旋律、节奏、和声等因素，需要考虑团体成员的需求以及不同音乐所产生的效果。

音乐联想也有重要的心理效应，音乐的独特性使得音乐常常能够帮助人们产生联想，因此音乐在帮助恢复记忆中具有重大的潜能，旋律音调治疗，就是基于此原理，已经取得了很大的成功。

4. 通过音乐教授生活技能

通过音乐来教授生活技能是针对不同人群的需要的一种音乐策略，在音乐治疗中有过程取向和结果取向两种类型，通过音乐来教授生活技能一般属于结果取向的音乐治疗，比如在特殊儿童的音乐治疗中，我们会通过音乐教授他一些生活常识，帮助他满足日常生活的需要。音乐是如何应用于教授社会技能的呢？

在音乐教授技术发展的应用中有多种原则：

- 当学习读谱时，人们就学会了从一页纸的左面到右面阅读和使用具有象征意义的符号的技能。拍击一定的节奏时，就学到了简单的数学知识。

- 音乐活动要求一定的技巧，歌唱和演奏管弦乐器涉及呼吸控制和发声器官的恰当使用，乐器演奏需要更多技巧，节奏训练对培养动作的流畅性和整齐性有很大的影响。

- 音乐使学生在另一个维度体验了学习，有很多儿童的歌曲、舞蹈和音乐游戏，它们重复了例如数数这样基本的技巧、身体意识和方向感、有关动物的知识等。体验了这些概念，尤其是形象化了的诸如上－下、明亮的－柔和的、长－短，这些抽象的概念，从某种程度上说都可以发展人的抽象思维。

- 学习音乐通常有积极的心理－社会结果和情感的变化，例如在团体音乐治疗中，团体成员表演或创作了一首音乐作品，总是可以给他们带来一种自豪感，从而提升自我评价。而且通过音乐表达个人是完善创造性潜能的一种方法，这种潜能是每个人都拥有的。有数据表明在治疗中音乐活动的积极介入常常可以帮助团体成员改变那些给他带来困扰的不当行为，而在掌握一定的音乐技巧后，他们通常在生活中对业余时间活动的选择增加了，参与治疗外的集体活动、演出和其他的社会活动也增加了。

- 音乐在自由展开中提供了一种结构，当人们在团体音乐治疗中，和这种高度结构化的艺术形式互动时，他们在互动中就顺应了个人的解释和创造力。在一个群体中，没有两个人会用同样的方式表达自己，但是音乐为每个人独特的表达提供了一种模式，这种方法探寻了创造力过程，也表达了自己，还形成了与他人的互动，增强了参与者的社会能力。

音乐治疗师在工作中也会使用音乐教育的方法，音乐治疗师借用教育学的方法带领团体活动达到治疗的目的。例如卡尔·奥尔夫创立的奥尔夫音乐教学法是一种强调自然节奏、像唱歌一样的说话、律动、玩乐、激发创造力和想象力的音乐活动；巴托克所强调的回旋曲式，也常应用于临床的音乐治疗中，它使个人在共享的团体体验框架中发展了自由的空间；柯达伊在视唱练耳中数拍子的节奏概念和手势，对学习音乐来说是另外一种体系；音乐治疗师使用铃木教学法在教授儿童乐器方面也越来越流行。这些音乐教育中的教学方法也广泛地应用于团体音乐治疗。

顿悟的音乐治疗策略也是团体音乐治疗常用的方法。通过音乐唤起情感意味着让来访者进入更深的意识当中，从而促使个人深层认知的转变，这个培养顿悟的过程就是治疗的一个目标。顿悟的音乐治疗策略已经得到音乐治疗师的广泛认同，这种方法可以对患者进行再教育或自我的重构。在再教育过程中，通过调整或行为改变产生的个人成长是普遍存在的，而自我的重构更加关注个人的改变。当情感通过音乐投射受到影响时，他们就在为了获得更多理解的情况下被讨论，在感情通过聆听音乐、创作音乐、即兴创作、表演、音乐体验或讨论音乐而得到认同后，顿悟的要素就开始起作用了。在重构的音乐治疗中，无意识的材料和深层的情绪会显现出来，为了开启深层意识，音乐治疗师在技术上会使用音乐引导意象和即兴创作等技术，利用音乐唤起来访者深层的意象，音乐治疗师通过处理这种意象达到治疗目的；临床即兴或即兴治疗注意到了知觉、非语言和表达以及自我整合的重要性。即兴的相互作用作为音乐内或音乐外、个人内或个人外来分析。即兴的方法包括了创造性音乐治疗、分析音乐治疗和自由即兴音乐治疗等（Hanser，1987）。

二、团体音乐治疗计划的主要阶段

团体音乐治疗随着时间推移会经历不同的阶段，关于进程中的这些阶段有多种定义方式，但总体而言团体音乐治疗都会经历相似的基本顺序。这些基本顺序的理解和把握是制订团体音乐治疗计划的关键和基础。科瑞提出的团体心理治疗的阶段理论是目前影响力最大和应用范围最广的团体指导理论，它同样适用于团体音乐治疗。科瑞认为团体心理治疗包括四个阶段：初始阶段、过渡阶段、修通阶段和结束阶段。

在初始阶段，信任开始形成，小组成员（包括小组领导者）开始面对团体所带来的焦虑。成员很想知道如何融入团体活动，特别关心团体心理治疗的疗效，并开始确立自己在团体中扮演的角色，形成有力量的结构，并检验领导者和其他成员。

在过渡阶段，团体成员学会识别并面对焦虑、阻抗和冲突等，成员们必须学会监测自己的情绪和反应，学会准确表达这些情绪和反应。在这个阶段，领导者需要进行适当的干预，这样有助于团体成为有凝聚力的整体。

在修通阶段，已经形成的团体心理治疗的目的得以实施，团体的作用得以体现。该阶段的特点是团体成员通常比较主动，比如主动提出团体活动的主题并主动与其他成员互动，包括进行面质。另外，该阶段以注重此时此地为特点，成员通常能够识别出自己的问题及治疗目标，并愿意承担责任。这个阶段团体的凝聚力会有所增加。

治疗终结发生在结束阶段。在该阶段，团体成员完成一些事务，为团体结束做准备。成员们也可以制订一些计划，以保证团体结束后他们仍能够得到支持并继续处理一些问题。科瑞的治疗模式认为处理团体终结也是治疗中非常重要的内容（Corey，1992）。

表 2.2 是一个 14 次针对大学生抑郁症状改善的团体音乐治疗方案：

表 2.2 团体音乐治疗方案

阶段	次数	目标	活动内容
初始阶段	第 1 ~ 4 次	介绍活动及目标 破冰、相互认识，团体成员之间建立良好的关系 建立团体行为规范 建立小组成员接纳和参与的意识	介绍团体音乐治疗 签订团体知情同意书、保密协议 编写《你好歌》《再见歌》 热身 名字活动 身体律动等
探索阶段	第 5 ~ 8 次	增强小组成员接纳和参与度，促进小组成员间的交流，增强自我认识和自我接纳，增强自信、提升情绪 引导成员探索自己在团体中与团体之外的情绪 认识和探讨抑郁情绪产生的原因和影响因素 寻找自己在团体和团体之外的积极情绪和积极内在资源	唱《你好歌》《再见歌》 节奏接龙与动作接龙 简单的集体舞蹈 声势节奏活动 乐器演奏与合奏等

续表

阶段	次数	目标	活动内容
发展阶段	第9~12次	加强小组间的交流并接纳他人 增强小组成员在团体中和团体之外的情绪联结 学会管理自己在生活中的不良情绪	在团体音乐中创造新的音乐 音乐聆听与讨论 用声音动作等表达情绪 肢体放松
结束阶段	第13~14次	回顾团体，总结经验，增强积极资源的体验，鼓励继续成长，处理分离	音乐聆听与讨论 音乐想象技术 在团体中告别，分享

　　虽然团体音乐治疗工作的一些要素和个体心理治疗相似，但也有很多不同。学生经常感到迷惑的一件事是：尽管团体有团体的目标，但还需要针对团体中个体的目标工作。通常很多团体基本的目标对大部分小组成员来说都是类似的。但治疗师还是需要注意到个体的目标，因为正是这些个体到团体中来寻求帮助，治疗师有很多方法确定和记录个体目标和团体目标。普莱什（Plach，1980）建议在制订团体音乐治疗计划和进行团体音乐治疗时遵循以下原则：

- 选择的活动必须与团体中的个体症状、个体和团体的需要、团体的整体性或者个体的生理局限相协调。
- 音乐的选择必须考虑文化和年龄因素。
- 活动中结构化的程度应视团体的功能水平和成员数目而定。

- 音乐活动领导者的参与水平取决于团体体验活动最大的潜在需要。

- 所有个人和团体对音乐的反应都是可接受的反应。

- 当合适时，在团体中针对团体和（或）个人的音乐活动进行及时的观察和交流。

- 当合适时，谈及初始时候的活动和团体或者个人对活动的反应。

- 当合适时，探索在团体内的整合的新的认识或行为、技能如何应用到团体之外的环境中去。

因此，音乐治疗师在制订治疗计划时，要充分考虑使用什么样的方法才能适合团体成员的功能水平。所有治疗计划都是为帮助团体成员达到目标而制订的。所有计划都依赖于持续地评估和观察而收集的信息。拟订团体音乐治疗计划的一条基本原则就是音乐治疗师都要有自己的计划，这个计划是以诊断和评估两者的综合得出的结论为基础的。计划的开头要分层次地描述患者的治疗目标，而后要选择恰当的音乐治疗方法，及考虑合乎标准的效果，这个顺序概述了音乐治疗的预期过程。布鲁西亚对活动设计给出了一些有益和值得参考的建议（Bruscia，1993）。

日期：

音乐名称： 歌曲、乐器演奏片断的名称。如果没有曲目就空着。

来源：说明是从哪里找到这段音乐或者这个活动的，包含作者、
　　　　题目和页数。

适用人群：说明该活动是为哪一类人群设计的，写出诊断类别。

活动类型或名称：详细说明音乐的类别，如欢迎歌曲、送别歌曲、
　　　　问答式歌曲、带动作表演的歌曲、可以进行演奏活动的歌曲、
　　　　赞美诗、有乐器伴奏的歌、有伴奏的合唱，用符号表示一
　　　　首歌曲或作品、伴着音乐活动、舞蹈或是其他。

音乐特征：描述歌曲或乐曲的形式，节奏、旋律、和声特征，演
　　　　奏者如何分工，配乐和伴奏；患者可能遇到的困难。

能力的要求：患者参加此项活动需要何种能力？

需要考虑的方面：每个方面都关注生活中特殊方面的能力和技能。
最常见的是：

- 感觉运动的发展：灵活的反应，感觉敏锐或警醒（视觉
  驱动、听觉驱动），精细肌肉运动和粗大肌肉运动的能力；

- 知觉发展：对图形－背景、部分－整体、相同－不同的
  听觉或视觉知觉能力，区分两种相同（或保持）和不同（或
  差异）的刺激；

- 认知发展：注意宽度、深度和注意力的持久性，短时记
  忆和长时记忆，学习风格，学术概念与技能，推理及抽
  象的能力；

- 行为：在音乐情境下适应或适应不良的行为，冲动性、
  破坏性和攻击性等；

- 情绪: 情绪的范围、变化和恰当性; 表达性、偏好、心境等;
- 沟通: 言语、语言及其他方式的接受和表达的能力;
- 人际关系: 人际意识、人际敏感度、亲和力和人际忍耐力, 交往技能, 团队技能, 角色行为, 建立关系的能力;
- 自我帮助: 上厕所, 穿衣服, 吃东西, 个人仪表和个人卫生;
- 社区生活: 独立生活技能如安全、交通、管理金钱、购物等, 合理利用休闲时间, 安排假期, 工作技能, 工作中的社会行为等;
- 医学: 疾病、医疗、住院治疗等相关的能力和技能;
- 音乐经验: 音乐偏好, 声乐或者乐器演奏技能, 练习音乐的习惯, 全部有关技能, 合唱技能, 即兴演奏技能, 表演、即兴演奏或作曲时的音乐倾向;
- 创造性: 流畅性、多样性、原创性和独创性;
- 精神: 可能与来访者有关的关于宗教的问题等。

团体音乐治疗为每一个团体成员提供了彼此支持、同情、帮助, 并从多种观点中获得益处的机会, 同时团体参与者模拟了他人恰当的反应, 能以同样的方法从别人身上学习, 对团体音乐治疗师最大的挑战是能够满足每一个人的不同需要, 同时照顾到每一个人。因此, 设计团体音乐治疗计划时, 音乐治疗师为满足团体成员不同需要而制订的团体音乐治疗计划要领为:

- 为每一个团体成员列出目标行为;
- 决定两个或两个以上团体成员是否有相同的目标行为, 然后进行行为分类；

- 决定是否能在集体当中同时观察所有的行为，如果不能，可以适当地使他们共享更多相同的目标；
- 如果需要的话，适当调整反应的定义和目标，设计好团体等级和记录步骤；
- 检验有关每个人在团体中能力的评估数据或是满足首要技能，尤其是像可操作性水平这种成分要适合团体中的所有人；
- 设计这样的音乐治疗评价和治疗步骤：①让每一个人在一定的水平中参与活动；②为目标行为的产生和提高创造机会；③要适合于集体参与。

通常来说，音乐治疗的干预方式是通过制订治疗计划来实施的，不同领域的不同人群，不同的团体心理治疗的需要，都会使团体音乐治疗计划呈现出独特性，成为具有这个团体特点的、符合这个团体需要的唯一治疗计划。所以音乐治疗师在制订治疗计划时，都会根据团体的特点来调整团体心理治疗计划书的书写模式。表2.3列举了一次团体音乐治疗计划大致包括的内容：

表2.3　一次团体音乐治疗活动计划

地点：×××××

时间：××年×月×日

来访者：1号、2号、3号、4号、5号、6号、7号、8号……

音乐治疗师：

来访者资料：

编号	参与（次）	性别	年龄	文化程度	症状	患病时长
1 号						
2 号						
3 号						
4 号						
5 号						
6 号						
7 号						
8 号						

【案例1】 音乐治疗干预方案

表 2.4　音乐治疗干预方案的目标设置

长期目标：	短期目标：
G1：	O1：
G2：	O2：

续表

治疗性音乐干预（TMI）的顺序	与 TMI 相关的短期目标	在活动中对来访者的观测记录
暖身（例如《你好歌》）	O2	
活动 1（例如律动活动）	O1	
活动 2（例如乐器合奏）	O2	
告别团体（例如《再见歌》）	O1	

表 2.5 音乐治疗干预方案的时间表

活动时间	活动内容	目标
＿＿＿分钟	暖身活动	G2, O2
＿＿＿分钟	活动 1	G1, O1
＿＿＿分钟	活动 2	G2, O2
＿＿＿分钟	活动 3	G1, O1
＿＿＿分钟	分享感受	G1, O1
＿＿＿分钟	告别团体	G2, O2

（注：活动 1、活动 2、活动 3 可以根据团体需要设定 1 个、2 个或 3 个活动）

活动内容：

活动1：暖身（比如实现目标G2，O2）

时长：

活动步骤：

活动2：（比如实现目标G1，O1）

时长：

活动步骤：

活动3：（比如实现目标G2，O2）

时长：

活动步骤：

活动4：分享感受（比如实现目标G2，O2）

时长：

活动步骤：

活动5：告别团体（比如实现目标G1，O1）

时长：

活动步骤：

表 2.6　音乐治疗干预方案的团体观测表

活动名称	观测项目							
	1号	2号	3号	4号	5号	6号	7号	8号
暖身活动								
活动1								

续表

活动名称	观测项目							
	1号	2号	3号	4号	5号	6号	7号	8号
活动2								
分享感受								
告别团体								

总结：

在团体音乐治疗中，治疗完成后的总结非常重要，它既是对这次团体音乐治疗情况的总结，也为接下来的团体音乐治疗方案的设计服务。治疗总结的记录一般使用描述性的记录方式，在每次团体音乐治疗结束后由音乐治疗师来完成。通常，团体音乐治疗结束后的总结采用 DARP 格式。DARP 格式是在每次治疗结束后，将治疗活动过程中所做的完整地记录下来。

D（Date/Data）：主要是呈现基本资料的记录，如治疗的人群、参与的成员、地点以及团体开始前成员的反应与表现等；

A（Action）：主要描述治疗的过程，如整个治疗包括什么活动，使用了什么乐器等辅助器材情况；

R（Response/Result）：主要描述治疗中的团体成员的表现及反馈情况，这些描述与治疗目标紧密相扣；

P（Plan）：根据以上情况的总结，制订下一次的团体音乐治疗计划。

总之，制订团体音乐治疗计划时，除了对一般的常规团体的活动形式、内容和基本条件等进行详细描述外，对一些有特殊需要的人群所组成的团体，还要考虑他们的医疗需求、生理需求、心理需求、行为需求、环境需求、音乐需求、任务需求、安全需求以及其他需求等，这是保障团体音乐治疗计划实现并有疗效的基础。

三、团体音乐治疗的实施

当制订出团体音乐治疗计划后，我们就要开始进入治疗的实施阶段了。在实施音乐治疗时，我们制订的所有计划为活动提供了框架、格式和进一步实施所需要的准备工作。在此基础上，我们可以自如地运用音乐治疗的各种技术和方法来进行治疗，在治疗过程中虽然我们是按照治疗计划提供的框架来进行的，但治疗是一个动态的过程，在整个治疗过程中需要随时评估治疗效果，并依据治疗效果的需要对治疗方向做些微调。

团体音乐治疗中的音乐治疗技术丰富多彩，大致可以分为三种：接受式的音乐治疗、再创造式的音乐治疗和即兴演奏式的音乐治疗。不同的音乐治疗技术包含不同的手段。

接受式的音乐治疗强调的是聆听音乐以及由聆听音乐所引起的各种生理心理体验。接受式的音乐治疗方法很多，这里简单地介绍其中几种在团体音乐治疗中常用的方法。

（1）**歌曲讨论**：这是最常用的方法之一，多用于团体音乐治疗中，可以由音乐治疗师或团体成员选择歌曲，在聆听之后对音乐以及歌词的含义进行讨论。此方法的目的在于引发小组成员之间的语言和情感交流；帮助团体成员识别不正常的思维和行为；通过歌曲或乐曲进行深入的分析、体验和探讨；了解和发现团体成员的深层心理需要和问题。

（2）**音乐回忆**：音乐治疗师请团体成员选择一个或数个歌曲或乐曲在小组中播放，这些歌曲或乐曲都是在他们的生活经历中有着特别意义的，此方法的目的在于引发出音乐所伴随的情感和回忆。在听这些音乐时，丰富的生活事件往往会立即活生生地出现在脑海之中，并出现相关的情绪反应。当此方法运用在团体音乐治疗中时，团体成员常常互相倾诉自己的往事，宣泄自己的情感，互相支持和安抚，以促进相互理解和情感沟通。

（3）**音乐同步**：音乐治疗师使用录制好的音乐或即兴演奏音乐与团体成员的生理、心理状态同步。当成员与音乐产生共鸣后，逐渐改变音乐，把团体成员的生理、心理和情绪状态向预期的方向引导，以达到治疗目的。例如音乐治疗师给抑郁团体的成员播放或演奏与他们的情绪状态一致的、缓慢忧伤的音乐，当成员们的情绪与音乐的情绪产生共鸣后，逐渐改变音乐的情绪色彩。可以先使用缓慢忧伤的音乐，再安排使用较为明朗抒情的音乐，然后使用节奏较为明确稳定、情绪较为积极的音乐，最后使用节奏欢快、情绪积极振奋的音乐。而对躁狂或焦虑的患者则可以安排相反顺序的音乐。音乐对人的情绪影响是非常有力的，当人的情绪与音乐的情绪同步时，就能产生共鸣，并跟随着音乐的改变而改变自身的生理、心理状态，达到治疗的目的。

（4）**音乐想象**：团体成员在特别编制的音乐背景下会产生自发的自由想象。这种想象通常是生动的视觉联想，有时会伴随强烈的情绪反应，想象不是无意义的，它往往与成员深层的内心世界和潜意识中的矛盾有关。音乐治疗师可以给予小组成员导向性的指导语，例如："想象一下你来到了你的美丽花园……你看到一汪清澈的池水……远处是巍峨的高山……"等。音乐治疗师也可以不给团体成员明确的联想指导语，而是说"请你仔细地聆听音乐，看看音乐会给你带来什么样的画面"等。在团体音乐治疗场景中，音乐治疗师所用的音乐一般以可以激发团体成员美好想象、产生积极情绪体验的音乐为主，整个体验过程中，团体成员不进行语言交流，而是在音乐结束后，团体成员分享音乐体验的内容和感受，有时也鼓励团体成员在音乐引导下进行绘画，然后和团体成员们一起分享画，并从中得到感悟，帮助团体成员了解自我，体验自己的内心情感世界。

再创造式的音乐治疗技术强调的是让团体成员不仅仅听，而且亲身参与各种音乐活动，通常包括演奏演唱和音乐技能学习两类。音乐的演奏演唱并不要求团体成员受过任何音乐训练，或具有任何音乐技能，相反再创造式的音乐治疗技术正是为那些没有任何音乐技能的团体成员设计的。根据团体音乐治疗目的和所依据的理论不同，音乐演奏演唱的治疗活动可以是非音乐性的，即活动的目的不在于音乐，所以演奏演唱出来的音乐是否好听是无关紧要的；也可以是音乐性的，即活动的目的在于音乐，因此对团体成员的演奏演唱要求好听、具有相对较高的艺术性。演奏演唱的形式常常更多地用于团体音乐治疗，再创造式的团体音乐治疗一般来说运用主动参与活动的方式，因为在团体音乐治疗中主动参与更能充分发挥团体成员之间的能动性和创造性。

即兴演奏式的音乐治疗所采用的乐器多为简单的、不需经过学习训练即可演奏的、节奏性的和旋律性的打击乐器，如各种型号的鼓、三角铁、铃鼓、木琴、铝板琴等。在团体的即兴演奏中，一般会先安排团体成员坐成一个圆圈，各种乐器置于圆圈的中间，让团体成员先试一试每一种乐器，使他们了解和熟悉每种乐器的音色和演奏方法。然后让团体成员自由选择乐器。团体成员对乐器的选择显示出他的人格特征、在人际关系中的角色和他准备在这次演奏活动中所占的地位。例如退缩的患者通常选择音量小、不易引起人们注意的乐器，而支配欲较强和攻击性强的患者通常选择体积大、音量大的乐器，有情感表达欲望的成员多选择旋律乐器等。即兴演奏通常由一名志愿者开始，其他成员可以在任何时间进入演奏，甚至根本不演奏，音乐治疗师可以根据治疗目的参加或不参加演奏。大家虽然是随心所欲地演奏，但音响效果迫使每一个人自觉或不自觉地不断调整自己的节奏、速度、音量或旋律以在整个音乐中找到和确立自己的位置和角色。这时，每一个成员在社会和人际关系中的行为特征和人格特点便十分生动地表现出来。例如，支配欲强的人通常用大音量的鼓声来左右整个音乐的速度和节奏；依赖性强的人则总是追随别人提供的音乐模式；有反社会行为倾向的人总是在不断地试图破坏和改变大家已经建立起来的音乐模式等。每次合奏后都由音乐治疗师引导进行讨论，每个人都分享自己的感受和对他人演奏的感觉，这样，每个人在小组中的行为表现都可以得到及时直接的反馈。这是一个学习适应社会生活和人际关系的很好的机会和环境，每个人都在这个环境中学习如何在社会中寻找和确立一个为他人所接受的地位和角色。学习如何改变自己不适当的社会行为，与他人和谐地相处（高天，2006）。

这些音乐治疗技术都可以根据团体的需要自由灵活地应用，但无论采用什么样的音乐治疗技术和方法，音乐治疗师都要把注意力集中在为团体成员制订好的目标上，并了解团体成员应该怎样做才能实现这些目标。因此，在实施之前还有几件需要准备好的事情：

- 列出一份十分具体的合约，描述治疗师和团体成员双方对治疗所抱的期望以及应尽的责任。
- 整理出一系列记录靶行为和其他相关行为的表格。
- 为音乐治疗阶段性计划建立一份每日日志。
- 设计出一份表格以记录治疗期间的阶段性过程。
- 设计出一份临床督导的计划。
- 回顾治疗关系的状况。
- 参与音乐治疗期间的一些变化并做出适当的修订。

这些需要考虑的事项有助于团体音乐治疗师保持团体治疗的方向并能向团体成员做出解释，同时也指出根据人们的需要在一段时间内进行灵活调整的重要性（Hanser，1999）。

在团体音乐治疗实施过程中，音乐活动是团体音乐治疗的手段，音乐治疗师按照团体成员的治疗目标与需要设计音乐治疗活动，而团体成员通过主动参与治疗活动而得到改善与成长。因此，设计一个符合团体成员治疗需要的音乐治疗活动很重要，将这些音乐治疗活动带领好也同样重要。因为不管音乐活动设计得有多完美，在团体音乐治疗进行的动态过程中若出现误差，结果将是事倍功半，治疗效果就会大打折扣，所以，一个成功的治疗不但有赖于活动设计的精密，而且还有赖于音乐治疗师灵活的带领技巧，以及音乐治疗师在整个团体音乐治疗实施过程中的态度。团体音乐治疗的整个过程，是通过治疗计划、带领技巧、治疗态度三方面的整合来帮助引导团体成员投入治疗中的。在这里我们可以看到，带领团体音乐治疗活动的技巧并非单纯的技术和方法问题，音乐治疗师的态度是这些技术和方法得以完美实施、达到治疗目标的重要保障。因此它贯穿于团体音乐治疗的准备前、进行中，以及结束后。

在团体音乐治疗活动开始前：音乐治疗师需要缜密地制订系统的活动程序，帮助团体成员按照次序完成活动，例如，结构化的团体音乐治疗方式是从《你好歌》或者暖身活动开始，到中间部分的各类音乐活动，最后以《再见歌》或者总结活动结束；音乐治疗师要为每个团体活动设计出两三个不同程度、不同难度的音乐活动，也就是要有自己的各种类型的音乐活动库，以根据团体音乐治疗过程中现场出现的对团体成员来说太简单或者太艰难的情况，随时做出调整；音乐治疗师在准备团体音乐治疗所用的材料和乐器设备时，也需要注意一些细节，比如领唱一首简单的歌曲时是否需要展示歌词、使用乐器合奏时团体成员如何选择乐器、律动舞蹈时团体成员的衣着要求等，都要在前充分考虑。

在团体音乐治疗活动进行中：由于团体成员在开始时的注意力一般比较弱，为了帮助团体成员集中注意力，音乐治疗师应该使用简洁的指令，删去冗长的解释及不着边际的对白，使团体成员很快地聚焦到团体音乐治疗活动中来，帮助团体成员集中注意力；音乐治疗师的活动示范环节要层次清楚，由易到难，慢慢递进，并尽快让团体成员投入活动中，以适应不同人群的需要和理解，避免因过长的讲解使团体成员分散注意力并失去参与的兴趣；在团体活动中如果有团体成员未能完全掌握活动的方法，或掌握起来吃力，音乐治疗师应该马上停下来，并尝试通过示范和简单的口头讲解帮助所有团体成员参与并完成音乐活动；强化是建立理想行为的最佳方法，而口头赞赏是最常用的强化物，不同程度的反馈（如"不错""非常好"等）是建立理想行为的重要因素；口头赞赏有使用的规则，用法不当会导致不良后果，如果使用非伴随性的反馈除了会降低动机外，还可能会进一步减低个体的自我形象；建议把表扬的焦点放在特定的行为上而不是着眼在活动技巧的评价性反馈上，另外，一些着眼于努力的表达比着眼于能力的表达更能加强个体的动机，因此，音乐治疗师在使用正强化时必须格外注意，小心处理，否则会适得其反。

在团体音乐治疗活动结束后：音乐治疗师应该填写治疗进度表，在评价团体成员在活动进行过程中的表现时，也要评价音乐治疗活动的设计是否达到了治疗目标，如果偏离了治疗目标则需要马上更正；音乐治疗师需要随时反思自己在活动过程中的表现，如有条件建议使用录像做自我评估，同时鼓励采用定时的朋辈督导和专家督导以提升临床咨询技巧。

一位好的音乐治疗师在团体音乐治疗过程中的态度可以总结为：音乐治疗师要以身作则去感染团体成员，比如说对展示的活动显得感兴趣，团体成员是能够感受得到的；音乐治疗师在带领活动时应该表现得充满自信、热诚和果断；音乐治疗师对团体成员的表现要有合理的期望，比如说不会过分要求团体成员去达到治疗师想要的，而团体成员达不到的标准；一位经验丰富的音乐治疗师会通过不断的观察提供即时的反馈，并给予诚实的评价和具有建设性的反馈；音乐治疗师应该善用目光接触及身体距离让团体成员集中注意力，同时把握整个活动的主导权。

第四节　团体音乐治疗的评价

当团体音乐治疗达到了治疗目标，团体成员从团体音乐治疗中获得了最大的可能益处时，团体音乐治疗就可以结束了。此时，音乐治疗师需要撰写整个团体音乐治疗过程的评价报告，包括一开始设定的目标、已达成的进度、治疗成效，以及音乐治疗师对未来的治疗或服务提出建议等。

一、评价的意义及方法

汉瑟（Hanser，1999）把一个音乐治疗师形象地比喻为既是一个音乐家，也是一个科学家，音乐治疗师创造性的工作让他们可以充分地运用到他们的右脑，也用到他们的左脑，所以一个音乐治疗师既可以很感性地投入创造性音乐治疗过程中，并和来访者的内在情感世界产生联结，又能够抽身出来理性客观地分析、检验自己的工作成果。一个音乐治疗师到了治疗的尾声，应该回头检视自己所做的、没做的、该做却没做的，以及不该做却做得太多的事情。所以一个团体音乐治疗结束后应该有完整的检视和评价，没有经过检视和评价的治疗是不完整的治疗。这并不是说没有检视和评价的治疗一定是没有效的治疗，但是没有检视和评价的治疗即使有效，也一定只是糊里糊涂、不知其所以然的治疗。因此，音乐治疗师对自己的治疗过程和治疗结果，必须知其然也要知其所以然。所以在最后的治疗阶段，音乐治疗师必须自问：进步是否直接归功于音乐治疗？如果治疗师在实证的基础上设计或应用行为分析设计，他们就能很确定地回答这个问题。行为改变能证明计划实现了吗？个人生活的多个方面都有进步吗？这些方面的进步与治疗的成功是否具有相关性？除了客观结果外也要对此进行讨论，同时必须让来访者和其他与来访者有关的师长、亲友或专业人员评估团体音乐治疗是否已经达到原定的目标，来访者在治疗契约中的需求是否被满足，以及这些改变和满足是否真的是音乐治疗介入所促成的。如果这些都能够被清楚地检视与评价，那就说明你的治疗是有疗效的，治疗是有意义的。

治疗结束通常会对计划进行全方位的评价，尽管这种方法不如对单个靶行为的评价那样详细，但这种开放式结果的评价工具可以让评价者从全方位的角度进行处理。通常治疗成效评价可以分为短程效果评价和长程效果评价，在每一治疗时段都要评价来访者是否达到预期目标，还要找出未达成的原因，以及是否需要简化或设定更进一步的目标。评价方法可分为定量评价与定性评价两种。定量评价是指可以具体客观测量，并把结果数据化的评价方法，譬如，音乐治疗后的放松反应就可以通过生理反馈仪器来测量心跳速率、皮肤电位反应、指温变化等，而不是只凭来访者放松或紧张等主观感觉决定；而定性评价可由观察记录的描述反映显示，如治疗师的记录，其他身心测量工具，来访者本人的主观感受，来访者重要他人（如父母、同学、老师、其他治疗师等）的反馈。定性研究要求从不同的视角看待疗效，问卷法和谈话法是两种常用的方法，定性评价设计要选择有自我评价能力的个人，自我评价是一种有价值的信息资源。

二、治疗结束与追踪

当团体音乐治疗达到治疗目标时，音乐治疗师还可以进一步评价团体成员是否需要制订新的目标或转介到其他专业资源去。到底音乐治疗要做多少次才够，没有一定的答案。因为音乐治疗有浅有深，就支持性的音乐治疗来说，可能短期的治疗就可以达到了，但如果是深度自我重构的音乐治疗或是心理分析式的音乐治疗，则可能需要费时半年、一年，甚至两三年以上才能有疗效，但无论如何，结束治疗代表团体成员原来的主诉问题已获得圆满解决。原则上，越表浅越短期的治疗，结束期也相对较短,反之较深度的治疗就需要较长时间的结束准备。
在结束时,音乐治疗师要和团体成员一起回顾治疗历程,确定
团体成员的问题已经得到解决,总结团体成员的进步与学习,
并能把新学习到的知识或技能运用到日常真实情境中,且提供
保证当团体成员有需要时可以再次寻求协助,以保护团体成员
有可能因分离产生的孤立感。

　　音乐治疗师如何终止呢? 在团体音乐治疗结束前,音乐治
疗师必须与团体成员讨论终止团体心理治疗的可行性,终止治
疗通常会讨论到:对治疗的评价和患者的进步;最后一次治疗
的日期;逐步结束治疗的计划;终止治疗时关于感情的处理;
团体成员未来的关注点,包括推荐其他服务、评价或跟踪计划
等内容。

　　最后一次治疗的日期应该通过协商一致同意,并且需要时
间以做好结束治疗的准备。在最后一次团体心理治疗要结束时,
探索团体成员的感情并且了解团体成员的看法是十分重要的,
这可以保证治疗的结束成为一种体验。避免团体成员在面对终
止时有分离的失败感,要让团体成员感觉到这是一个治疗的阶
段,在此阶段中,提出问题,展示了医疗的过程,达到了治疗
目的,这将帮助他们学习和进步,以使他们做好独立成长的准备。
团体音乐治疗中,音乐是很好的工具,因此我们也可以采取音
乐性的终止方式,比如音乐演奏和即兴演奏的感情交流是音乐

治疗师采用的一种最有成效的结束治疗的方法。创作、即兴演奏和音乐表演给团体成员提供了一个音乐治疗体验的永久记忆，一些音乐治疗师通过给歌曲改编歌词使团体成员接受它们，最后一次治疗可以成为一个转变、成长及新开端的仪式。音乐治疗师使终止成为一种完成的典礼、一个成就的礼物，也使团体成员认可已产生的成熟和承认自己在团体音乐治疗中所享有的创造性天赋（Hanser，1999）。

三、职业伦理与保密原则

绝大多数医疗机构不但很重视其工作人员通过各种培训教育，以及考核所表现出来的专业知识水平，而且很重视他们的职业伦理行为。职业伦理是指工作人员在工作中的行为准则。职业伦理的标准有时与法律有关（如国家法律的有关规定），有时是医疗机构组织自己制订的。虽然各行各业所制订的职业伦理标准对具体行为规范的要求有所不同，但是在一些关键问题上是相通的，比如专业能力和治疗师与来访者的关系等。专业能力是个复杂的议题，但有些职业伦理规范常在健康照护专业中被关注，其中一项是特定专业的要求。比如一位音乐治疗师必须完成被专业机构认可的音乐治疗课程和实习等。同时，治疗师必须了解个人或专业的限制，例如音乐治疗师不具有药物处方权，若来访者有服药的需求则须转介到医师处做评估。另一项重要的职业伦理就是治疗师与来访者的关系要严格关注，它是指来访者有权利在安全、尊重和自主的环境中获得有效的治疗。当来访者不再从治疗中获益时，治疗就必须中止或转介。除了提供好的服务之外，更重要的是，治疗师要避免和来访者发生双重关系，这意指治疗师应避免掉入影响专业判断和客观性的情况。

保密原则是指治疗师不能将治疗过程中获得的患者的资料，在直接的专业医疗小组以外的场合泄露或讨论。这一原则不但出现在绝大多数的职业伦理条例中，而且在法律中都有明确规定。绝大多数的医疗健康行业在他们的职业伦理条例中都有保密性的规定，美国音乐治疗协会的职业伦理条例中就有一个保密性的章节。其中一项重要内容就是治疗师要对患者的所有信息保密，无论该信息是来自病历、图表、录音还是来自非正式的谈话，患者的姓名、照片、年龄、性别、职业、住址、各种形式的通信方式、经济状况、职业、婚姻状态、病史、症状情况以及个人经历等都属于个人的信息，未经本人同意一概不得向任何与来访者的治疗工作无关的第三方人士或机构透露，其中也包括该来访者的医疗小组成员之外的医护人员和专业人士。但是将信息资料与其他直接参与该来访者治疗的工作人员分享是允许的。如果出于学术研究的目的公开使用来访者的有关信息和资料，则需要来访者本人的授权。如果来访者为未成年人，或由于来访者的精神状况或智力状况无法理性做出决定，则应由其监护人代为行使授权。学生在学习阶段的临床实践活动中所接触到的患者的所有信息不得带出医院或实习的机构，如果出于接受督导师的督导目的而需要将一些患者的资料向督导师呈现，则必须隐去来访者的真实姓名和具体的个人信息，例如来访者服务的具体机构以及职务、来访者的具体住址等。

保密性是音乐治疗一个非常重要的部分。但在一些情况下保密性原则可以突破，例如患者的语言或行为在下列情况下是允许被透露的：当患者的行为即将对其本人或他人构成危害时，例如一个来访者告诉治疗师他要杀死一位朋友，该治疗师有法定义务通知受到威胁的人以及适当的部门，以便采取必要的保护措施避免有害行为的发生；在对儿童有虐待行为的情况下；在涉及法律的情况下，例如法庭需要有关信息资料的情况下（Corey，1996）。

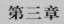

第三章

团体音乐治疗的
应用领域和人群

团体音乐治疗以其受众面广、经济适用而在各个领域中被广泛使用。团体音乐治疗的模式几乎可以应用到所有需要帮助或得到辅助治疗的人群中，这一章将介绍团体音乐治疗在儿童与青少年、成年人以及老年群体各领域的应用及音乐活动设计。

第一节　儿童与青少年的团体音乐治疗

团体音乐治疗可以应用于发育正常的儿童和特殊儿童之中。如前面章节所述，人类具有音乐性，而这种音乐性可以让我们借助音乐的力量，在成长的过程中去实现一些必需的和重要的能力。延森（Jensen，2001）将音乐与人类的发展总结为具有重要意义的七个方面：音乐有助于人类生存；音乐有可预期的发展阶段；音乐可提升视觉空间能力、分析能力、数学能力与创造能力等认知系统功能；音乐使情绪系统受到正面的影响，包括内分泌、激素、社交技巧、人际交往及文化与美感鉴赏；音乐提升知觉运动能力，包括听觉、前庭觉、感官敏锐度、时间感等；音乐可以强化应激反应系统功能；音乐激活记忆系统，包括提升聆听、注意、凝神、回忆等。这七个方面都是人类在成长过程中所必须发展的重要身心功能，可以说音乐与人的发展息息相关。

团体音乐治疗在儿童与青少年领域的应用，无论是对功能正常的一般儿童青少年，还是对通过医学辅助治疗和学习社会技能等的特殊儿童青少年，团体音乐治疗都是有积极帮助的，可广泛地应用于儿童与青少年中。比如在幼儿园、小学、中学等教育场所，我们可以通过团体音乐治疗促进他们的认知、情感、行为、社交等功能性与社会适应性的技能技巧，帮助他们实现作为个人与社会成员的综合素质发展；同样在特殊儿童领域，团体音乐治疗更是从医学的辅助治疗角度，提供更多、更有效的矫正性和资源取向的帮助，陪伴他们在生理和精神层面实现人生价值的最大化。

20 世纪 50 年代，当音乐治疗第一次作为一个专门的治疗专业出现时，大部分音乐治疗师都是在成人的精神病医院里工作的。逐渐地，音乐治疗也开始应用于一些特殊教育机构和特殊儿童身上，其治疗的价值很快就被人们认识到了，很多音乐治疗师开始致力于特殊儿童的个体和团体音乐治疗工作。1990

年，美国公布了著名的《身心缺陷者教育法案》，这个法案的公布意义深远，它从人性化的角度对有特殊需要的人群给予了关怀、爱护和尊重。该法案的主要内容为：免费意指公费提供教育服务；个别化教育方案意指由于特殊儿童身心状况复杂且特殊，对个别化教育的需求较高；最小限制的环境意指特殊儿童需要与没有障碍的同伴一起学习，以获得最适当的教育机会。具体地说，该法案的公布对有特殊需要的儿童给予了公平学习与特别帮助的机会，这也是人类发展到现代化文明社会的一个进步。

美国音乐治疗协会随后在 1998 年描述了音乐治疗师可以提供服务的常见儿童与青少年群体依次是：发展障碍、行为障碍、情绪困扰、肢体障碍、学龄儿童、多重障碍、语言障碍、自闭症、视觉损伤、神经损伤、听觉损伤、药物滥用、受虐儿童、幼龄儿童、脑损伤儿童等。音乐治疗师可以提供矫正的协助、改变特殊的行为、增进现存的功能，以及透过音乐经验学习新的技巧。音乐治疗师目前在特殊儿童领域工作范围很广，下面几项是使用较多的。

一、儿童自闭症的音乐治疗

自闭症也称为孤独症，是发生于儿童早期的一种涉及语言、情感、思维、社交、感知觉和动作与行为等多方面的发育障碍，是婴幼儿早期发育障碍中最常见和典型的一种，它是一种严重且导致能力缺陷的发展性疾患，影响着约万分之四的孩子，男孩的发生率是女孩的三到四倍。国际儿童自闭症协会认为自闭症障碍具有四个严重困扰的状况：发展速率或顺序；对感觉刺激的反应；说话、语言及认知能力；对人、事、物关系的认知能力。为了对自闭症下诊断，这些特征必须在出生后的前 30 个月内出现。根据 2013 年 5 月美国精神疾病协会发布的国际权威的最新精神疾病诊断标准 DSM-V，自闭症谱系障碍被列为神经发育障碍，诊断自闭症谱系障碍需满足以下 A 至 E 五个标准：A. 在多种环境中持续性地显示出社会沟通和社会交往的缺陷；B. 局限的、重复的行为、兴趣或活动；C. 这些症状在发育早期就有显示；D. 这些症状导致在社交、职业或其他重要功能方面的临床上显著的障碍；E. 这些症状不能单纯地用智力发育缺陷或整体发育迟缓去解释。

　　患有自闭症的儿童虽然无法通过语言与人正常交流，但他们有良好的感受和反应能力，可以进行愉悦的体验，所有音乐活动可以成为刺激他们对周围环境的意识和人际反应的强化物，然后进一步引发语言反应和目光接触。应用音乐疗法治疗自闭症儿童主要集中在语言的发展、社会和情感的发展、认知能力的发展、感知觉运动的发展等领域。因此，自闭症儿童的音乐治疗目标通常是用音乐发展精细运动和粗大运动的协调能力、增强注意力集中能力、发展对身体的意识、发展对自我的意识、发展社交能力、发展语言和非语言的交流能力、促进对基本知识和学龄前知识的学习、阻断和改变仪式性或强迫性的行为模式、减少焦虑、情绪发作和躁动。在个体和团体的音乐治疗中常用的方法有：发音练习、单独或组合的元音，伴随正确的音调变化和呼吸支持；歌唱或念白，并伴随对身体的拍打；运动，通过律动舞蹈、创造性的运动、节奏练习和模仿进行运动；各类有趣的音乐游戏；器乐演奏，在个体或团体心理治疗中使用即兴演奏和模仿的技术；音乐聆听（Thaut，1980）。

二、儿童智力障碍的音乐治疗

美国智力障碍协会（AAMR）在 1992 年对智力障碍的描述为："智力障碍是指稳定地呈现出在功能方面的有限性，其特征表现为明显地在智力功能方面存在如下两个以上的能力低于平均水平：交流、自我照顾、家庭生活、人际、社区、自我定向、健康和安全、知识学习、业余生活和工作等，智力障碍的出现早于 18 岁。"在这个描述中我们可以看到，智力障碍具有三个主要特征：智力低于常人——IQ 分低于 70 即表示智力有缺陷，与同龄人相比，他们在记忆信息、使用抽象概念、逻辑思考和做出正确决定方面的能力都明显不足；生活适应能力低于正常人——智力障碍在以下两个以上生活方面表现出能力不足：语言交流、生活自理、家庭生活、社交能力、自我导向、卫生、安全、学习、业余生活和工作等，生活适应能力也是诊断智力障碍的必要条件；患病时间早于18岁——通常智力障碍在18岁前发病，但也应该注意有些智力障碍在18岁之后才表现出来。

针对智力障碍的音乐治疗目标可以总结为五个方面：发展正确的社会行为与情绪行为、发展运动技能、发展沟通交流能力、发展学前能力和学习能力、业余生活活动。智力障碍的音乐治疗通常都是在团体治疗的形式下进行的，在团体音乐治疗活动中，智力障碍的儿童可以学习正确的社会行为和与他人合作的能力，通过音乐欣赏、合唱、乐器合奏等音乐活动，提高听觉能力、注意力集中能力、自我冲动的克制能力、运动技能和人际交往的技能。另外，各种音乐活动也为智力障碍的儿童提供了一个愉悦的、安全的、有满足感和成就感的体验机会，这些体验对提高他们的自我评价和自信心是很重要的，但在团体中我们也需要关注每一个智力障碍儿童的个体化特征。

三、儿童听力障碍的音乐治疗

听力障碍是指听觉系统中的传音、感音以及对声音的综合分析的各级神经中枢发生器质性或功能性异常，而导致听力出现不同程度的减退。听觉系统传来的信息，通过大脑的加工和综合分析便成为有意义的声音。而有听力障碍的儿童会由于先天性或者后天性的不同病因使这一过程的某一段或某几段受损，从而无法将振动的声波转换为有意义的声音。听力障碍在语言发展期前或者语言发展期后都有可能发生，不同时间发生的语言障碍会有不同的需要。听力障碍的严重程度以个体的听力丧失为评判标准：轻度听力障碍是指丧失 27 ~ 40 分贝的听力；严重听力障碍是指丧失超过 90 分贝的听力；完全失聪是指个体虽然佩戴了助听器，但还是无法使用听力去理解或者处理语言信息。音乐治疗师通常和下面几种情况的听力障碍儿童一起工作：有限或者丧失主要的感官刺激来源；丧失主要的感官功能，导致接收外在声音信息与学习功能受损；语言障碍导致沟通障碍；心理方面出现退缩、抑郁、焦虑、多疑、自我贬损等；社交方面表现出孤立；有时还有平衡与节奏问题。因此，音乐治疗师帮助听力障碍儿童康复的目标有四个方面：提升听觉敏感度；提高语言表达能力；增强语言的发展；获得社交技能。根据以上目标，音乐治疗活动可以包括以下形式。

（1）**音乐聆听**。一般以节奏强劲、对比明显的音调和音量为宜；利用其他感觉，如触觉和视觉帮助听力感知；使用一些可以通过感觉和视觉感受的乐器，如大鼓、弦乐、打击乐器、钢琴、节拍器等；使用一些可以通过视觉和乐器的震动来辨别乐器发出的音调的乐器，包括奥尔夫类的木琴、钟琴、钢琴的弦等辨别声音的来源和方向。

（2）**演奏乐器**。通过活动来产生感官刺激，不需要强调音乐演奏的水平；通过演奏乐器教导一些抽象的概念，如大力等于大声、轻力等于柔声、粗弦等于低音、细弦等于高音、运动就会产生声音、停止运动就没有声音等。

（3）**节奏和肢体律动**。通过节奏感受对语言的韵律理解和掌握；通过肢体节奏可以直接感受节奏性动作、随着音乐的节奏进行律动，如模仿等；使用身体不同部位的动作来认识身体的概念。

（4）**通过唱歌来发声**。通过唱歌改善声调，唱歌的音准不是活动的重点；鼓励不同类型的发声活动，如笑、哼唱等；模仿交通工具或者动物叫声来学习高低音；把手放在喉部来感觉声音；使用一些类似口语的节奏、速度、词汇，且重复性强的歌曲来训练；有需要时可以辅以视觉提示，如指挥、读唇、手语等。

四、儿童学习障碍的音乐治疗

学习障碍是指那些智力正常或基本正常，但是在学校的学习中有一门或几门功课表现出特别困难，学习成绩与其智商明显不符的儿童。这些儿童常常被认为笨、好动、不爱学习。实际上，他们学习上的困难是大脑功能发育的轻微障碍造成的，其中包括空间感知综合障碍、时间感知综合障碍、数量感知综合障碍等，与学校相关的具体表现有：读写障碍、书写表达障碍、特殊数学障碍、发展性协调障碍、注意缺陷多动障碍。这些障碍严重影响了个体的理解、口语使用或书写能力，另外也影响个体的运算、动作协调或者集中注意力的能力等，如果得不到及时的帮助，孩子从小就会产生很大的挫败感，甚至导致退学等，处于社会不利的地位之中。学习障碍的类型很多，音乐治疗的目标重点包括行为管理、通过音乐强化学习行为、利用音乐活动的过程和结构强化学习概念、强调社交和情绪表达技巧。可以运用的音乐活动包括：

- 通过训练有学习障碍的儿童唱含有空间感和方向感内容的歌曲，做各种音乐游戏等，来提高他们的空间感和方向感，通过演奏打击乐器锻炼他们的空间感，效果也很好，因为如果空间判断不准必然造成节奏不准，所以当孩子在敲击乐器时节奏正确了，他的空间判断能力也就提高了。

- 通过唱歌和演奏乐器，训练他们仔细地听声音、专注地唱歌、认真地看指挥和演奏乐器的同伴，在关注自己的演奏和同伴的演奏达到协同一致的同时，发展他们的注意力、自我控制力与协调能力。

- 利用音乐是一种时间的艺术，是由音符在时间的顺序中构成的特点，组织有学习障碍的孩子在时间的顺序中投入音乐活动，避免在活动中因顺序发生混乱，使音乐解体，从而让音乐活动无法进行下去。因此，通过音乐活动训练孩子的时间感是一种行之有效的方法。

从上面列举的三类音乐活动的应用领域，我们可以看到特殊儿童青少年在认知、动作、语言、社会、情绪各方面均比正常儿童青少年落后，而音乐治疗在这些方面都可以起到改善、维持、恢复等作用，而且具有良好的治疗效果和价值。而这些方面的改善和加强都对儿童青少年的身心发展起着很好的促进作用，因此音乐治疗，特别是团体音乐治疗可以应用在所有儿童青少年中，这些应用可以在以下几方面加以关注：

（1）**生理方面**。音乐可以提供放松、警醒、振奋、活化等不同功用，也会影响呼吸、心跳、脉搏、血压、脑电波……

（2）**心理方面**。音乐有让来访者宣泄情绪、感觉被了解、创造愉悦的体验、鼓舞精神等效用，美好的音乐体验也会让人充满安全感与幸福感。

（3）**沟通交流方面**。音乐是一种非语言沟通工具，常常可以从表情、动作或种种艺术媒介显露自己的需求，对有经验的音乐治疗师来说，可以通过来访者的音乐活动了解其需要与内在世界。

（4）**增强感知觉、肢体动作的刺激与训练方面**：音乐活动和人体的感觉、知觉及活动分不开，音乐聆听本身就是一种听觉刺激，唱歌、律动、乐器演奏则提供了视觉、听觉、触觉、动觉等刺激训练及统合的机会。透过音乐活动和乐器演奏等方式发展他们的各项感官功能，增加肢体活动机会，促进大小肌肉群的发展，达到身体机能的协调。

（5）**增加环境接触与现实感方面**。发展中的儿童青少年，由于生理机能还不完善和成熟，因而他们常有注意力缺乏持久性、容易分心或缺少适当反应等环境适应问题。借由不同音乐活动的刺激与唤起作用，可以增加他们的注意广度，维持兴趣，保持警觉，继而达到提升专注力、增加现实接触的功用。

（6）**提高自信心方面**。音乐治疗师可以通过团体音乐活动的设计，让他们在和谐、温暖、接纳的氛围里自由表达，比如自由敲打乐器、放松地唱歌、轻松地跳舞等，在没有强迫、没有压力的情境中，让他们获得"我可以""我会做""我行""我能"等的自我价值感，实现自我认同，从而提高自信心。

（7）**人际互动方面**。团体音乐治疗可以提供多变性、趣味性的活动，如器乐合奏、律动舞蹈、戏剧扮演、心情分享等，使他们有机会与同伴或治疗师互动，学习正确、适当的良性沟通。

（8）**语言训练方面**。团体音乐治疗可以利用聆听、歌唱、说唱或戏剧表现等方法，提供给团体成员说话的机会，也可以利用说唱对答提高他们的开口意愿，并借由治疗师的鼓励或与同伴的互动，来增加他们的信心，逐渐增加语言表达次数及提升沟通技巧。

（9）**认知训练方面**。利用音乐元素（像旋律、节奏、速度、曲式等）的反复，配合认知性的治疗目标，如经由改变歌词教会他们系鞋带、扣扣子、穿衣服、刷牙等，使儿童青少年牢记其认知作业与步骤。

（10）**表达情感方面**。音乐治疗师可以通过击鼓、律动或配合音乐的跑、跳、喊、叫等活动，让他们把一些因为日常被家长、老师责骂、忽视或被同伴排斥、讥笑所累积的抑郁情绪发泄出来，使情绪得到缓解。

（11）**发展休闲技能方面**。团体音乐治疗可以通过活动使儿童青少年学会唱歌、聆听音乐、使用乐器的技巧等，并将这些音乐活动能力迁移到日常生活中去。他们可以在日常闲暇时听听乐曲、唱唱歌、跳跳舞、打打鼓，既能打发时间，也能自我娱乐，还可以降低出现干扰行为的机会。

音乐治疗师之所以要关注这些方面，是因为他们要依据儿童青少年的具体需要和特殊性来制订特定的、他们的能力可以达到的治疗目标，并在此基础上制订匹配的音乐治疗计划，从而在治疗计划实施中获得疗效，帮助儿童青少年成长[1]。

①吴幸如，黄创华. 音乐治疗十四讲 [M]. 北京：化学工业出版社，2010.

第二节　成年人的团体音乐治疗

　　通常来说 18 岁以上可以称为成年期，成年期是人生的重要阶段，成年人是社会的中坚力量。他们承受着来自家庭与社会的期待，肩负着许多来自生活上的、经济上的、工作上的、关系上的压力与重负，成年期大部分人都经历过亚健康的身心状态。所谓亚健康就是指人的生理、心理在质量上处于健康与疾病之间的状态。通俗来讲就是身体生理机能正常，但有些不舒服，心理状态很差，如全身酸痛、头昏脑涨、睡不安稳、精神不济等的压力症候，许多成年期的人都会有这样的体验。

　　压力和焦虑是现代人普遍存在的心理困扰。所谓压力就是当环境中的事件，无论是工作上的、家庭中的、身体健康方面的，还是个人内在的心理、情绪等种种需求，带来个人的负荷过重或超过个人的适应能力，就会造成情绪、生理与行为反应方面的变化。这种由外在和内在因素形成的心理压力，往往会引发个人的危机感，危机感的产生会形成一种弥漫性不愉快的忧虑、恐惧与紧张，还常伴随着身体上的自主神经系统的症状，称为焦虑状态。焦虑的来源常见的有：外在变化难以掌握的环境压力；不确定感的心理压力；过高标准带来的自我压力；反复失落带来的人生压力；不能掌控一切的失控感；负面思维习惯的认知压力；怀才不遇的生涯认同压力；未达预设目标的时间压力；求取新知的专业成长压力；过度追求成就的责任压力；沟通不畅的人际压力；收支失衡的经济压力等，都会引起我们的焦虑。这些压力和焦虑如果长久累积，无法宣泄就会形成情绪、生理、行为方面的症状。比如，认知情绪层面上的自信心低落、灾难化思维、负面思考、思虑不周、急迫焦躁、紧张不安、莫名烦躁、恐惧忧虑、大难临头的感觉、注意力不集中、丢三落四、对事物失去兴趣等；生理层面上的胸闷、头痛、盗汗、心悸、呼吸不顺、手脚颤抖、腹泻、便秘、尿频、失眠、嗜眠、过量饮食或不思饮食等；行为层面上的动作迟缓、多动不安、工作效能降低、社交反应不佳、逃避倾向、退化行为、烟酒过量等。这些身心状况如果只是某些特定时期的特定反应，那么在引起这些身心反应的压力和焦虑源解除后，上述症状也会渐渐削弱直到解除，恢复到健康状态，如果没有充分的时间来恢复，或者因浩劫而无力恢复，就容易引起身体上或精神上的疾病。这样的状态在大学生、职场的年轻人、肩负多种责任的中年人中都会出现，因此，如何为他们在需要帮助时和过度消耗时注入能量，成为现代人普遍关心和急需探究的问题。于是，医学的帮助和心理的辅助治疗成为有效的手段，音乐治疗作为其中的一种也起了重要的作用。坎贝尔（Cambel，2001）面对成年人的困境，列出了音乐治疗在帮助人们减轻压力、降低焦虑、维护身心健康方面的 18 个优势：音乐可以盖过令人不悦的声音和感觉；音乐可以平缓脑波的波动起伏；音乐影响呼吸；音乐影响心跳、脉搏和血压；音乐可以减少肌肉紧张和增进身体运动的协调；音乐可以影响体温变化；音乐可以提高内啡肽水平；音乐可以调解和压力有关的激素；音乐和声音可以增强免疫力；音乐改变我们对空间的认知；音乐改变我们对时间的认知；音乐可以增强记忆力和学习能力；音乐可以提高生产效率；音乐增加情趣和增加性欲；音乐可以帮助消化；音乐培养耐性；音乐增强对象征符号的潜意识接受性；音乐可以让人产生安全感和幸福感。这些优势使得音乐治疗越来越成为人们愿意接受的一种安全无害的心理调适的方式。而成年人的许多身心症状都来自群体生活的无力，因此团体音乐治疗可以通过建立一个安全舒服、无压力的小型社会，借由音乐的引导在放松心情、感受温暖、增强内在能量的同时，让来访者学会在音乐中如何与人相处、如何健康地解决生活中的矛盾、如何互相支持共同成长。

　　汉斯（Hanser，1999）概括了音乐治疗可以在五个方面服务成年人：医疗问题者、有偏差行为者、神经康复者、无疾病的健康成人、心理或精神障碍患者。前四个都是针对有生理和心理疾病的成年人，因此音乐治疗在健康成人领域的工作是重要的组成部分。特别是随着现代化生活的发展，人们的身心压力越来越大，精神类疾病的患者人群比例一直持续增加，如抑郁症的患者人数已经成为当今世界上仅次于心脏病的第二大疾病。而团体音乐治疗在精神科针对恢复期患者的情绪调节、社会功能的提高等方面的应用卓有成效。

一、音乐治疗在心理学领域的应用

受精神疾病情影响的个体常常表现在情绪和想法上、现实感的知觉上，以及和他人建立联结上出现混乱。他们可能遭受极度的恐惧、惊慌、过分妄想或强迫性的行为，其他像暴饮暴食、厌食、药物滥用和脑器质性疾病（一种脑部功能的恶化），也被认定是精神疾病。精神疾病可以分为三大类：神经症、精神分裂症和情感性精神病。神经症包括各种恐惧症（如黑暗恐惧症、广场恐惧症、社交恐惧症、学校恐惧症、恐高症等）、强迫症、癫痫、洁癖、神经衰弱等。紧张焦虑是神经症的共同症状，在有些病症中，焦虑可能直接地表现出来，而在有些病症中则以其他生理症状的形式表现出来。尽管神经症患者行为怪异，但是他们与周围现实世界仍保持着正常的联系，他们的人格结构基本正常。精神疾病包括精神分裂症、抑郁症和躁狂症等，其最根本的症状可以归结为与现实世界失去正常的联系，人格结构出现紊乱，如思维紊乱、妄想、幻觉等。情感性精神病则表现为情绪持续严重失常。对精神疾病的治疗，除了药物治疗外，辅助性的康复治疗、心理咨询等是非常重要的。就音乐治疗而言，几种心理治疗理论（如心理动力模式、行为治疗模式、认知治疗模式、人本主义模式等）与实践在心理障碍患者的音乐治疗中有所应用。

1. 心理动力治疗模式

心理动力治疗模式是建立在弗洛伊德发展的精神分析理论基础上的。此模式将情绪问题归因于内在冲突的存在，这些内在冲突是由负面事件和冲突关系造成的，且许多都发生在儿童时期。治疗师的角色是帮助来访者对潜意识的冲突有更多的认知，以联结到现存的焦虑。在此模式中，情绪健康可借由使潜意识的趋力和冲突意识化来达成，因此行为可以改变为基于对现实事件的反映，而不再是本能冲动的反应（Corey，1996）。

鲁德（Ruud，1980）认为将音乐当成心理动力治疗模式中的一种治疗工具来使用，使用方法有以下几种：将音乐当成一种非语言形式的表达可以用来探索潜意识；将音乐当成一种表达敌意或无法被接受的冲动的出口可以用来安抚情绪；将音乐当成一种社交工具，来访者通过成功参与音乐活动，可以体验到一种征服和控制的感受，其感受有助于改善自我价值和强化自我。像即兴创作或引导想象这类音乐性活动都可以很好地用来探索潜意识。

2. 行为治疗模式

行为主义者认为人类行为是习得的，我们不但学习课本知识，学习如何与他人建立联结，学习在不同场景该有何行为表现，也学习如何去表达我们的感受。我们借由增强（奖励）的过程学习，如果我们因为自己所做的某件事情获得某种奖励，很有可能将会重复这个行为。例如一个婴儿发出"妈妈"的声音时，妈妈的脸和声音就会表现出兴奋，于是这个婴儿便对妈妈的兴奋有正向反应，他将会再次尝试发出那个声音，于是"妈妈"的发音越来越准确和有意义了。

治疗师在行为治疗模式中的角色，就是创造一个能够奖励正面与被需要的行为的环境，及利用那些行为的增强来减少、消除负面的行为。在团体音乐治疗中，音乐治疗师可以用音乐作为增强的特别工具，因为音乐是一种美丽的声音，且参与音乐活动有很大的乐趣，它可以被用来当作一种奖励，依照想要的方向来改变目标行为。例如一个社会功能退缩的恢复期患者，在团体音乐治疗的乐器合奏中，因为自己演奏的一段旋律得到了大家的赞赏，于是跟大家有了更多的乐器合奏交流和对答，而这样的奖励强化有助于他将在团体中通过音乐学会的交流技巧迁移到生活中与现实人群进行交流，从而提高社会交往能力。

3. 认知治疗模式

认知治疗模式是基于一个前提假设：情绪上与行为上的疾病来自对自己或外界有着错误的认知。相对于强调早期事件在人格形成过程中的重要性（如同心理动力模式），或学习上对增强的影响（如同行为治疗），认知治疗模式强调认知（心理）过程在决定行为上的重要性，非理性想法制造了压力与不适感，因此治疗目标是辨识出且产生改变非适应性行为的想法。认知治疗师扮演指导者的角色，帮助来访者了解和正视非理性想法，然后采取新的健康的反应。例如一个来访者因必须达到完美表现的信念而引起无望或是非常焦虑的感觉时，治疗师通过与这位来访者建立良好的治疗关系后，首先帮助他觉察出自己怀有这个信念；然后面质其非理性的本质；接着辨认出这个非理性信念系统在生活中起作用的模式；最后采取朝向改变行为的步骤（Corey，1996）。在团体音乐治疗中，音乐治疗师可能会使用歌词和歌曲的内容，帮助团体成员探索信念与因为扭曲思维产生的情绪结果。例如音乐治疗师会在团体中播放《压力》这首歌，把这首歌的歌词当作互动的焦点。通过团体成员的讨论提高对自己的非理性想法，以及这些非理性想法如何引发不健康行为的自我觉察与体悟，从而减缓压力，获得放松和自由。

4. 人本主义模式

人本主义模式的基本假设是情绪性疾病是个体在生活中无法建立个人的满足感与意义时的结果。中心的概念便称为自我实现。在人本主义治疗里，治疗师与来访者的关系是极其重要的。对个体的真诚一致和无条件正向关怀，以及对来访者主观想法和感受的同理心是必要的。因此，音乐治疗师与来访者建立的是一个支持性的关系，基于真诚的关心且尊重来访者为一个人是很重要的。这个关系可以帮助来访者感受到足够的安全，跨越防御或心理与情绪障碍，从而有勇气去面质个人的生命意义，这是最重要的。在团体音乐治疗中，治疗关系是特别强调的，音乐治疗师常常将即兴创作、积极音乐演奏活动等音乐活动当成一种媒介，借此建立信任合作的治疗关系，从而鼓励团体成员达到对他们自己生命的体悟。在人本主义模式中工作的音乐治疗师，使用了音乐的经验帮助团体成员获得生命的品质以及意义感。

无论哪种模式的团体音乐治疗，在和恢复期的精神障碍患者一起工作时，都需要根据来访者的自身具体情况来制订适合团体的音乐治疗方案。音乐作为一种治疗工具，其真正的力量所在是它的灵活多样性。音乐风格具有多样性和复杂性，人们可以通过被动的聆听，或直接参与音乐活动得到娱乐，没有受过或受过很少音乐训练的人和有很深厚音乐背景的人都可以从音乐中得到快乐。这些音乐的特征使其成为一种灵活性很强的治疗媒介，通过它能促使个人成长以及行为改变。维勒（Wheeler，1983）针对精神疾病患者的不同情况，提出了音乐治疗临床实践的三个层次：支持性、活动导向的音乐治疗；再教育、内省和过程导向的音乐治疗；重塑、分析和宣泄导向的音乐治疗。在精神障碍人群里，这三个层次的团体音乐治疗目标是有差别的。

支持性、活动导向的团体音乐治疗目标为：促进社会交往和对他人的认识；保持现实感或对"此时此地"的意识；转移神经症或强迫症性质的关注；恰当并成功地参与集体活动；控制冲动行为；健康地使用休闲娱乐。因此，音乐治疗师设计的音乐活动可以增强团体成员的健康行为和参与性。音乐活动要求团体成员积极主动地参与并且体验到"此时此地"，如合唱、演奏乐器、音乐游戏等。

再教育、内省和过程导向的音乐治疗目标为：情感的识别和表达；提高解决问题的意识；促进行为改变。音乐治疗师设计的音乐活动在促进团体成员积极主动地参与上仍很重要，但更强调语言反馈和人际关系与情绪的进程，从而使团体成员获得对情感和行为的深入洞察，重组价值观和行为模式（Unkefer，

1990; Wheeler, 1983）。

重塑、分析和宣泄取向的音乐治疗目标为：通过特定的音乐活动来揭示、发泄或解决潜意识冲突，促进人格整合和人格发展。接受这一层次治疗的团体已经有了很长时间的治疗磨合，已经可以营造安全的氛围，团体成员具备了良好的现实感和改变人格的强烈动机，在音乐的引导下共同探索深层次的心理需要。因此，一般的团体音乐治疗很难走到这一层次，应用也较少。进行人格重塑治疗的音乐治疗师也需要接受严格的训练和督导（Unkefer, 1990; Wheeler, 1983）。

二、音乐治疗在精神科的应用

音乐治疗在精神科有着广泛的应用：

1. 聆听音乐和讨论

音乐能有效地唤醒人的情感和思维，因为音乐是一种可以引发感情和思想的情感性语言，它对增加情感表达和自我了解来说是一种强有力的工具。因此，一个音乐治疗师可以利用聆听音乐来帮助团体成员了解他们的感情和思想、促进讨论、增强社会交往和人格内省。当把音乐用作心理治疗的一部分时，音乐治疗师会采用多个步骤促使来访者产生治疗性的改变。虽然，团体音乐治疗中的领导技巧是多种多样的，但通常情况下治疗师会采用在团体心理治疗开始时首先介绍小组的基本原则规定，以便让小组成员在团体中感到舒适和安全；在团体音乐治疗的最初适应阶段，音乐治疗师还可以评估小组成员目前的情绪和功能水平，同时邀请小组成员协助制订有关小组治疗目标和目的；在最初的热身阶段后，音乐治疗会挑选有助于情感的反应和人格内省，或促进积极的行为改变的音乐刺激和音乐活动。例如，团体成员可以通过音乐体验释放焦虑的情绪，然后音乐治疗师帮助团体成员对那些情绪做出反应，接着帮助他们把在治疗中的情绪体验与现实生活状况联系起来，于是团体成员通过音乐体验在音乐治疗师及其他成员的帮助下开始系统地描述自己有关治疗性改变的具体计划（Thaut，1999）。

2. 演奏和创作音乐

音乐治疗师是受过专门训练的，能够帮助没有任何音乐技术的人唱歌、演奏乐器或创作音乐。演奏音乐包括即兴演奏，也就是团体成员们演奏音乐并与他人进行互动，包括演奏事先创作的音乐作品；围绕某人或小组集体创作一个新的音乐作品等。学习音乐技巧的过程和特别安排的音乐作品能激发各种功能水平的成员参与活动。音乐演奏或创作包括"过程取向"和

"结果取向"两类音乐活动。"过程取向"的活动强调在音乐的创造过程中产生的实际的人际互动和行为，治疗师鼓励每个团体成员尽量表现出更健康恰当的行为，限制不恰当的行为，健康的人际互动和目标行为是这类活动的主要目的。"结果取向"的活动强调创作一个完整的作品，如完成一首音乐作品，或者表演一首新学的歌曲。许多团体成员都缺乏自尊，无能感、失败感强，因此获得成就感、增强自尊就是这类活动理想的治疗效果（Unkefer，1990）。

3. 随音乐活动

音乐历来与舞蹈或运动相辅相成，运动是表达自我或提高自我意识的有力工具，结构性较强的社交律动舞蹈可以促进适当的社会交往和参与。在很多情况下音乐可以促进肢体锻炼，无论是在如律动舞蹈这样的支持性活动中，还是在像表达性运动这样的内省性活动中，音乐都是很好的运动催化剂。

4. 音乐与其他表达性艺术结合

音乐不仅可以与运动和舞蹈有效地结合，还可以与视觉和书法艺术结合。音乐刺激可以作为绘画或文学中表达思想和情感的催化剂。例如在团体音乐治疗小组中，小组成员可以听着音乐作画和写诗来反映他对音乐的感受，这一活动至少有两个治疗目的：一是通过艺术载体，鼓励小组中的个体表达他们自己；二是为了完成最终的作品，鼓励小组成员协调个体之间的差异，共同合作，解决问题，并且处理人际差异。无论是轻快活泼的、节奏性强的音乐，还是沉思安静的音乐，都能帮助团体成员产生灵感和建构出视觉与文学的艺术（Plach，1980；Unkefer，1990）。

5. 休闲娱乐的音乐

人们常常把治疗理解为沉重的心理探索，其实很多治疗中的成员从放松娱乐中受益。例如在高度紧张的社会生活中，人们往往不能使自己感到放松和愉悦，对那些控制思想行为有困难、不能有效地参与休闲活动的精神障碍患者及低能力患者，音乐娱乐同样很有价值。另外，对于那些无法组织自己思维和行动的精神障碍患者，应鼓励他们充分、有效地参加到休闲活动中，他们可以通过休闲娱乐的音乐，学习到适当的休闲技能，以充实自己的空闲时间。

6. 音乐与放松

在团体音乐治疗过程中，音乐治疗师选择音乐不是随意或偶然的，而是有组织地使用系统的方法帮助患者放松，以促进精神和生理的放松。例如，播放特定的放松音乐与各种肌肉放松训练结合使用，促进身体放松。同时在身体放松后还可以通过引导音乐想象，唤起具有积极意义和积极资源的图像，从而帮助成员减少紧张，将注意力集中在积极的想法和感受上（Scartelli，1989）。

三、音乐治疗在综合医院的应用

自古以来，音乐作为普遍性存在的重要功能就是治病，这种功能存在了上千年。古代的牧师和巫医使用圣歌或节奏，来祈求帮助被邪恶神灵缠身而导致疾病和痛苦的人们，那时人们相信音乐具有超自然的力量，可以直接治愈疾病，因此借由音乐向神祈求而得到帮助的仪式普遍存在。现代音乐更是被用在医学上作为辅助治疗的手段，不同的是今天的应用是以科学研究为基础的，并且作为一个系统的、有循证医学作指导的音乐治疗专业来更好地服务于医院的患者，音乐治疗在慢性和急性医疗疾病症状中的应用都取得了较好的疗效，正在成为重要的辅助性身心康复手段之一。在医院，音乐治疗师与患者合作，以减缓疾病的痛苦、减轻由创伤或使人衰弱的症状等带来的负面影响。音乐治疗师在各种不同医疗环境中服务于不同的患者，在综合医院中，音乐治疗师可能与接受外科手术的患者、接受化疗的患者、分娩的妇女、烧烫伤受害者以及慢性或急性病症者一起工作。在门诊中，音乐治疗师协助慢性病患者，或正接受重复单调乏味的康复训练的患者一起工作、音乐治疗师还给临终患者提供心理支持和安宁服务。虽然患者的需要不同，但从音乐治疗的服务来看，都会集中在生理需要和心理社会需要两个方面（Davis, Gfeller & Thaut, 1999）。

1. 生理需要

医疗环境中患者的生理需要要看他们的具体情况，音乐治疗一般主要集中在镇痛和提高治疗过程中患者的疼痛耐受力以及改善肌肉功能问题上。疼痛是一种复杂的现象，且是医院环境中住院患者普遍存在的现象，它可能是急性的或慢性的，可能突然发生或逐渐开始，也可能在一个离受伤部位很远的部位被感觉到，它常常表现为刺痛的、迟钝的、颤抖的、灼热的等。疼痛的产生源于机体组织的伤害，但是无法用生理上的名词来简单解释。值得注意的是情感因素与认知因素会影响痛苦知觉的严重程度，如焦虑、紧张、恐惧与控制感丧失等都会加重痛苦知觉。同时，这些负面的情绪又会引起肌肉的紧张度增加，还会干扰平时放松的呼吸模式，且在肌肉组织上产生缺氧或是氧气不足的现象，这种情形过多的时候就会感到不舒服。此外，焦虑或恐惧会让一个人聚焦在痛苦上，如此一来更增加其严重性。

个体或团体的音乐治疗可以通过音乐减缓患者疼痛的感知及增加治疗过程中的疼痛耐受力。由于疼痛的感知与身体因素和精神因素密切相关，这两个方面都很重要，需要共同加强。而音乐治疗作为辅助控制疼痛的价值在于：音乐对身心的影响，使得音乐治疗可以同时通过动态的治疗活动影响个体或团体成员的身体和精神两个方面，朝着积极的方向发展，达到减缓疼痛的目的。因此，在治疗中音乐可以通过以下方式与认知疼痛控制法结合起来减轻疼痛感受。

（1）**音乐作为集中或分散注意力的刺激物**。在个体和团体的音乐治疗中，减轻疼痛感的一种方式就是利用来访者喜欢的音乐作为积极的刺激物，降低对疼痛的关注。在音乐治疗中，由于喜欢，个体或团体成员的注意力会转移到对音乐的欣赏、聆听、互动和感受中，从而降低对疼痛或不舒服引起的负向注意，如产科妇女的分娩、精神科患者做经颅磁的刺激、门诊患者的手术、心脏检查或牙医处置等。

（2）**音乐可以促进放松反应**。音乐肌肉渐进放松是另一种减轻疼痛的方法，人的放松是与紧张相对应的一种反应。当我们放松时伴随着更深沉、平缓的呼吸，这时肌肉的紧张度也会大大减小，放松了的肌肉就减少了对神经末梢的压力，使肌肉组织能够稳定地供氧。另外，放松还可以减低焦虑和恐惧，这些心理因素使疼痛和治疗变得不那么痛苦了。音乐治疗中，治疗师通过评估团体成员的音乐爱好，选择成员喜欢的舒缓、节奏稳定的音乐，来帮助他们均匀深沉地呼吸，有时也通过能引起积极想象的美好音乐，促使他们通过音乐唤起美好的感觉（Davis，Gfeller，Thaut，1999）。音乐作为放松信号能在各种治疗环境中使用，包括慢性疼痛控制、肌肉紧张患者的康复、分娩和外科手术等。

（3）**音乐作为掩盖物的媒介**。综合医院的住院患者常常受到很多因素的干扰，在接受医疗服务时产生恐惧和焦虑，有时是外在因素，像医疗设备比如牙医用钻子的声音令人焦虑或其他患者的疼痛哭声等，这时，音乐治疗师可以使用一些音乐设备比如耳机为患者播放平静舒适的音乐，从而抵挡那些不愉快的声音，转移一些注意力。

（4）**音乐作为信息的媒介**。认知介入法会在医疗过程中把关于疼痛经验可预期的信息当作降低疼痛的负面心理的关联物，比如护士或医生在实施注射时常会解释身体可预期的感觉来降低注射过程中导致的焦虑。在音乐治疗中，把相关信息通过音乐进行传播可以显得更有趣、更放松。比如在住院儿童的术前教育阶段，可以把手术信息和将遇到的各种人员（医生、护士）等信息通过一起创作歌曲或即兴演唱等方法，涵盖在歌曲之中，把手术过程变为透明、可预期、可把控的过程，从而降低焦虑和恐惧。

（5）**音乐作为正向的环境刺激**。对综合医院的住院患者来说，医疗环境往往是陌生的。房间里充满了消毒药水的难闻气味，有很多令人恐怖的大型器械，忙碌的医护人员没有时间对每个患者表示关切。尤其是住院的儿童，来到与家和学校如此不同的环境，会使他们产生恐怖和焦虑。此外，住院患者的治疗往往是被动的，他们对自己的时间甚至身体都完全不能控制。这种控制感的缺乏是压力的另一个来源，并会加剧疼痛的感觉。音乐可以在这种枯燥、孤独的环境中提供积极的感觉刺激。音乐在医疗环境中起到的积极作用不仅能从心理因素的测量中体现出来，也能获得生理方面的改变。比如给早产婴儿播放摇篮曲，他们的血氧饱和度、心率、呼吸等指标都有积极的变化，这些也促进了他们的体重明显增加，比没有使用音乐刺激的婴儿更早出院。在医疗环境中使用和不使用音乐的对比研究显示，使用音乐可以降低血压或心率，在医疗过程中运用音乐刺激可以减少麻醉剂的用量。

（6）**未来的疼痛控制**。正如我们看到的，疼痛的感知觉是复杂的，研究者仍在积极地探索疼痛的功能和减轻疼痛的方法。最近的研究显示，人体通过产生各种化学物质对疼痛和压力做出反应，其中有些物质是疼痛和压力的副产品。比如内啡肽，实际是身体产生的帮助减轻不适感的化学物质。这些化学物质减轻疼痛的机制与吗啡这样的麻醉药相同。初步研究认为音乐刺激可以影响生化物质的产生，从而减轻不适感。尽管还需要进一步研究证明这一说法，但它已显示了这一研究领域在未来的治疗干预中具有重要的应用前景（Goldstein，1980； Rider et al.，1985； Tanioka et al.，1985 ）。

（7）促进肌肉功能。在医疗环境中的治疗有时包括一段时期的身体治疗和康复，像脑中风后的人需要重新学习走路和控制四肢等，这需要长时间枯燥和艰苦的练习，音乐能为康复者提供一个理想的背景。在作为康复训练的音乐治疗中，治疗师首先会用愉快的音乐减少患者对治疗的单调、不适等负面因素的注意；然后用节奏鲜明强烈的音乐提供一个稳定的听觉信号，帮助患者控制动作，并带领患者跟随音乐节拍运动一个或多个肢体部位。良好的肌肉功能不仅包括胳膊、腿的运动，还包括内脏器官的运动，比如适当的肺部扩充有助于减少充血、改善呼吸功能。音乐中的吹奏乐器和唱歌都可以促进卧床患者的肺部活动。这些活动还有助于慢性疾病患者（比如哮喘患者）保持呼吸功能水平（Gfeller，1999 ）。

2. 心理社会需要

对于医疗环境中急性或慢性病的住院患者来说，疾病本身不仅影响了他们的身体，也影响了他们的情绪和社会功能。施旺科夫斯基和格思里（Schwankovsky & Guthrie，1985 ）的研究表明，有急性或慢性疾病的患者具有以下一些心理社会需要：适应疾病及其带来的生活局限；帮助家庭正视疾病并适应医院环境；学习和使用恰当的应对机制；减少对疾病和治疗的恐惧、焦虑；保持环境尽可能正常化；继续接收新信息，保持社会性发展；防止或克服疾病及治疗造成的发展迟滞；参加身体活动；正视与死亡相关的一系列问题。我们关心的这些议题，有些本身就是疾病的副产品，比如一个呼吸系统疾病的患者很难适应这种失去活力的生活状况，而有些则是随着住院生活失去了独立、正常秩序和质量而产生的，比如一个住院接受眼部手术的人，不能阅读、开车和工作。这些限制会增加对他人的依赖性，包括经济上、交通上和日常生活方面（Davis， Gfeller & Thaut，1999 ）。

音乐治疗师在音乐治疗中可以帮助以上情境下的患者调整这些局限：提供正常化的活动促进他们的社会功能、运动功能和认知功能发展；通过音乐活动为他们提供情感支持，帮他们探索或鼓励他们恰当地表达与疾病有关的情感。重要的是可以通过音乐治疗帮助住院患者将住院生活正常化，这里的正常化就是将正常生活中的物品、事件及人际互动模式整合到医院中来。团体音乐治疗在帮助住院患者正常化中有着得天独厚的优势，比如通过音乐休闲活动丰富他们的业余生活，通过组织团体的合唱活动或乐器的即兴演奏活动激励患者之间或患者及其家人之间的社会化。无论年轻的或年老的住院患者都能从医院环境的正常化中获益，从而帮助自己走出阴霾，积极配合治疗，早日恢复健康（高天，2007）。

第三节 老年人的团体音乐治疗

老年人群怎么界定？年龄多大才算是老人呢？在中国古代有"三十而立，四十而不惑，五十而知天命，六十而耳顺，七十而从心所欲，不逾矩"的说法，从这里我们可以看到中国古代五十岁便称作老年人了。那么随着时代的变化，平均寿命的增长，现在多大才算老年人呢？世界卫生组织对老年人的定义为 60 周岁以上的人称为老年人，并补充对老年人的年龄划分是：60~74 岁的为年轻的老年人、75~90 岁的为老年人、90 岁以上的为长寿老年人。我国《老年人权益保障法》也明确规定，老年人的年龄为 60 岁及以上，西方一些发达国家，则以 65 岁为老年人的划分标准。联合国将 65 岁及以上老年人口占比超过 7% 或 60 岁及以上人口占比超过 10% 作为进入老龄化社会的标准。按照这一标准，2020 年，中国 60 岁及以上老年人口达到了 2.55 亿左右，占总人口的 17.8% 左右，已开始进入老龄化社会，从目前的趋势来看，未来中国老龄化速度会加快，"十四五"期间，中国或进入中度老龄化社会，2030 年之后 65 岁及以上人口的比重或超过 20%，届时中国将进入重度老龄化社会。

一、老年人的健康问题

随着老龄化社会的到来，老年人群的健康问题已经成为全社会共同关注的一个重要话题。人生每个阶段都有其独特的挑战与发展任务，老年期也不例外，音乐治疗作为助人的行业，我们有必要了解一下老年期的身心特征，才能提供更好的服务。一般来说，老年人的正常退化现象从四个方面的改变可以看到：脑部的结构性改变；心理的变化；社交困难；医疗资源的需求增加。这些变化都会导致老年人动作迟缓，视觉、听觉等感官迟钝，记忆力变差，丧亲丧友带来的社交适应问题，通常他们还会患一种以上的疾病，对药物副作用的敏感性普遍增加等，这些都是老年退化的正常过程。如果再加上有些老人因社会地位发生变化（如从领导岗位退下等）、经济情况不佳、社会及心理支持系统不足，则更会产生适应性困难。如何帮助老年人，使其身心过渡到一个适宜的生活状态，有品质地过好每一天，有质量地度过老年生活已经成为助人者和研究者关心和研究的议题了。有学者指出，帮助老年人调适身心状态，满足他们的特殊需要可以从以下几个方面加以注意：第一，和需要帮助的老年人建立合适的互动关系，在给他们提供协助时首先询问需不需要帮助，提供的帮助要适度，不要一厢情愿，以免伤及他们的自尊心；第二，通常，专业的助人者比作为求助者的老年人年轻许多，所以有时他们会把助人者当作晚辈、子女等来对待，那么助人者必须能够适当地分辨、觉察与处理；第三，对老年人常见的慢性疾病，譬如阿尔茨海默病、抑郁症、焦虑症、妄想症及丧亲的悲恸反应之病因、病程和治疗方法都应该有相当的了解；第四，要熟悉能满足老年人特殊需要的资源，比如医生、养老院、特殊病症的专门服务机构、老年人餐饮方案及送餐服务、老年人日间照顾服务、交通服务、居家健康、防止老人受虐等的相关法令及求助热线等。

虽然老年人的身心退行是不可避免的，但如何帮助老年人保持乐趣与活力，提高生活品质，提升幸福指数是我们可以尽力而为去做的事情。提出心理社会发展理论的著名心理学家埃里克·埃里克森在其90岁高龄时，发表了一项长达50年的纵向研究，和其他两位作者共同出版了《埃里克森老年研究报告——人生八大阶段》一书，里面有专门强调艺术在老年生活中的重要性的内容。埃里克森等人提到，可以把艺术活动作为专长提供给老年人，给予他们新体验及丰富人生的机会。艺术活动需要感官的全心投入，沉浸其中，退休老人正好有充分的时间乐在其中，同时这些艺术活动的刺激也帮助了老年人保持或激活了机体的功能。因此音乐、舞蹈、绘画、雕刻或戏剧等所有艺术领域带来的刺激和创造性，都可以在身心两方面大大地丰富老年人的生活，调适他们的身心。

二、音乐治疗在老年人群中应用的可行性

音乐治疗作为一种辅助治疗手段，其在治疗上有效是因为音乐是所有艺术形式里最具社交性和最具亲和力的，易于实施，并且能准确地反映被心理疾患和高龄困扰彻底影响的生活各方面。对于老年人来说，团体音乐治疗在提供艺术美感的同时，还可以打破他们的孤独感，建立人际的联结，创造一个温暖的小社会，音乐治疗师应用有针对性的音乐活动，帮助团体成员调适身体和精神等诸方面的功能，因而受到普遍欢迎。如在社区、颐养机构、住院病区等的老年人，音乐治疗师会根据评估组成老年音乐治疗团体，制订适合的长、短期治疗计划，设计适合老年团体的有治疗意义的音乐活动，帮助他们调节身心、获得有品质的生活。老年音乐治疗团体还有一个重要的优势就是团体稳定性强，团体成员有很好的积极性和投入感，这也保证了团体的持续性和治疗的有效性。透过音乐带来的感觉刺激，音乐治疗增强了老年人的生活品质，并协助他们防止或缓和心理与生理的恶化。有疗效的音乐也能让相对缺乏温情的环境，比如医院等变得不那么难于接受，同时还能促进他们的社会互动

以及消除隔离感。关于音乐治疗，特别是占了很大比例的老年团体音乐治疗，很多音乐治疗专家和学者都做了阐述，综合而言，音乐治疗对老年人群的广泛益处包括十八个方面：增加上下肢的强度、机动性，以及移动范围；促进社会互动；刺激短期记忆；改善短期记忆和其他认知能力（减少混乱感、增加信息在大脑中保留的时间）；增进现实感；提高自尊；促进放松/减少压力；改进口语技巧；改善个人卫生；强化知觉训练；促进沟通技巧；减少适应不良行为；增进对生命的回顾；改善阿尔茨海默病患者的动作与口语行为；保持阿尔茨海默病患者的参与水平；减少精神错乱；协助回忆信息；减少激动不安。

当人进入老年期后，由于年龄的增长，他们的生理和精神功能都在逐渐地衰退，老年病成为普遍存在的现象，并且老年病的发病率非常高。这些疾病从轻微的症状如听觉功能和视觉功能的衰退，到非常严重的症状比如失语、失禁、麻痹、内脏功能衰竭、精神混乱等症状都会显现。常见的老年病有心血管疾病、糖尿病、癌症、阿尔茨海默病、循环系统疾病。伴随着老年人的各种生理功能的衰退，他们一方面承受着各种生理上的痛苦，另一方面还承受着巨大的精神痛苦。比如，随着从原来的社会职能中退下来，他们逐步失去了社会联系；随着子女的独立和离开，他们不再是家庭的支柱，也不再为社会甚至家人所需要；随着生理机能的退化，他们越来越多地失去独立自主能力；随着在生活上越来越依靠他人，他们的自我、自尊心和自我评价受到严重的损害；最后，随着同龄亲友的相继去世，他们内心体会到强烈的抑郁和孤独感，并形成对心理的打击。面对普遍性的老年病，音乐治疗师可以通过聆听、演唱、演奏、创作、音乐运动、舞蹈等各种音乐活动促进和保持老年人的各种肌肉和关节的生理功能，提供丰富的听觉、视觉甚至触觉和动觉的感官刺激，以提高和保持他们的精神功能水平；音乐活动还可以抑制由各种疾病引起的疼痛，降低紧张、焦虑和孤独感；团体的音乐活动还可以为老年人提供重要的参与社会活动和人际交流的机会，以及自我表现、获得成功和提高自我评价的机会，在音乐娱乐活动中改善老年人的生活质量和精神状况（Davis，1999）。

三、在老年人群中可用的音乐治疗方法

在老年人群的个体和团体音乐治疗中，适合老年人群的音乐治疗取向方法有很多，老年人群病患程度和功能丧失水平不同，所应用的音乐治疗技术和方法也不同，以下音乐治疗技术前三个适用于有轻度、中度障碍的病患老人。后两个适用于认知与生理功能严重受限的老年人。

1. 再激发

再激发是刺激思维和语言互动，以及增进社交技能的一种技术，语言功能和感知能力较好，但对周围的人事物缺乏兴趣的老年人适用于这种方法。在团体音乐治疗中，使用较短小和结构严密的音乐活动时效果最好，活动可以选择较为客观和无争议的主题，通常选用团体里与老年人的过去和现在生活情境有关的话题。比如音乐治疗师可以引导团体成员讨论有关目前发生的事件、美术或音乐等，也可以使用一些照片、剪报、衣物或音乐作为激发讨论的工具。音乐在重新激发方案中是一个有效的成分，它可以提供动机，创造情绪，或引导特殊主题诱发回忆，以及刺激讨论（Davis，Gfeller，Thaut，1999）。

2. 现实定位

阿尔茨海默病的一个重要的症状就是现实定位出现混乱，例如不记得今天为何年何月何日，自己住在什么地方，熟悉的亲友的名字等，但仍然对自己的周围环境具有较好的意识。现实定位法的目的就在于通过为患者反复和持续地提供正确的有关现实的信息，来增强老人的自我意识和独立性。现实定位法通常在团体心理治疗中较为有效。这一方法对由脑中风、脑部创伤、心血管疾病引起的阿尔茨海默病造成的暂时性或周期性认知混乱的患者最为有效（Davis，Gfeller & Thaut，1999）。

但是现实定位法对于那些不可逆的大脑功能障碍，例如阿尔茨海默病患者效果不明显。在音乐治疗中常常会把与现实定位的相关信息，比如人名、星期几和居住地等信息用歌曲或音乐活动呈现出来，这样，通过音乐活动可以有效地、反复刺激参与团体音乐治疗的老年人，帮助他们恢复认知功能。相关研究表明，对比使用音乐的现实定位治疗的效果与不使用音乐的现实定位治疗的效果，通常在8周的治疗之后可以有显著的不同，使用音乐组的老年患者的认知功能明显提高。

3. 往事回忆

往事回忆是有计划地回顾过去的生活事件和经历，这种方法对患有现实定位障碍和记忆力障碍的老年人来说是一种非常重要的治疗工具。这种音乐治疗方法在个体治疗和团体治疗中同样有效。过去认为回忆往事会带来老年人与现实状态的对比，不利于老年人的心理健康，但研究表明回忆往事是一种正常的、普遍出现的现象，并且可以帮助老年患者适应老年阶段的生活，特别是对解决悲伤和紧张的议题颇为有效。在团体音乐治疗中，结构化的往事回忆方法可以促进老年人的社会化、增强人际反应能力和增强自我评价，对过去有活力和成就感的往事回忆，还可以增加老年人的自我效能感和面对生活的信心和勇气。特别是当与有过相同的生活经历或生活在同时代的老年人一起回忆和分享过去的生活经历时，会取得令人满意的效果（Butler，1963）。在团体音乐治疗中，音乐可以成为促进回忆的有力工具，例如音乐可以在讨论学校生活、过去的工作、婚礼等重要的人生经历时充当重要的角色。音乐也可以在讨论中成为主题，例如抗日战争的歌曲可以引发对抗战时期生活经历的回忆。音乐治疗师通过使用特定风格或时代的音乐，帮助老年人讨论这些音乐对自己的生活产生的影响。

4. 感觉训练

感觉训练是一种针对严重功能障碍的老年患者的音乐干预方法。这种方法使用简单、有结构的活动刺激患者的视觉、听觉、触觉，有时候甚至刺激嗅觉和味觉。感觉训练的主要目的是通过提供各种活动增进患者的社会、生理和心理功能，从而帮助患者重建与环境的联系。虽然感觉训练的方法可以适用于任何功能水平的老年患者，但是最常用于那些严重衰退的无反应、无语言、严重退缩和失去与周围环境联系的老年患者的治疗。音乐治疗的感觉训练可以分为两个层次。第一个层次是针对最低功能水平的老年患者，这些患者可能仅仅具有非常短的持续注意力，大肌肉运动功能和精细肌肉运动功能也严重不足，沟通技能差，但仍然有必要从他们身上得到一些简单的语言或非语言的反应，因此治疗的目标在于增强身体意识、大肌肉和精细肌肉的运动能力，以及社会反应能力。有效的音乐治疗感觉训练在这一层次上必须是具体的、结构化的、简单的、短时间的，有简明指导语。音乐治疗师常常使用聆听音乐或参与一些由治疗师带动患者的胳膊或腿来进行简单活动的被动运动形式，以增强患者的功能。此外，这种方法对于伴有视觉障碍和听觉障碍的老年患者也是适宜的。第二个层次是针对相对功能水平好一些的老年人。在这个层次上，感觉训练被用来进一步增强老年人的身体意识、注意力持续的能力、记忆力，以及运动能力。这一层次要求老年人具有更多的社会互动能力，音乐治疗师会鼓励老年人在活动中担任更积极的角色。但音乐活动仍然需要使用简单、高度结构化的，并且让参与者感到可预见的和可控的活动（Davis, Gfeller & Thaut, 1999）。

5. 特定病症的音乐治疗

在老年病症中，有一类是渐进衰退的疾病，比如阿尔茨海默病患者的发病有三个阶段，依次严重，虽然音乐治疗师并不能阻断病程的发展，也不可能逆转病情，但仍然可以施以音乐治疗。从人性化的角度和有可能减缓发病进程的方面来说，为患者提供有效、安全、乐在其中的音乐治疗，由此带来的解除社会隔离、促进沟通，以及改善动作功能等功效都是必需的和有益的（Clair, 1996）。比如，在治疗中那些手持式敲击乐器

和音槌敲奏乐器（如小鼓、铃鼓、沙铃、木琴、钟琴等），能
有效地使用在那些极低功能患者身上，对仍有说话能力的患者
来说，歌唱能提供美好的情绪体验，需要注意的是选择的音乐
音调不要太高、节奏不要太快、音量适中等。有些律动的活动
也能提高他们的动作功能。另外一类属于临终关怀，当癌症、
艾滋病等不治之症的患者面临即将来临的死亡时，他们通常要
经过五个心理阶段：否认和自我封闭、愤怒、讨价还价、抑郁、
接受死亡。恐怖、疼痛和无助的感受始终伴随着整个走向死亡
的过程。这些患者及其家属通常需要情感支持和寻找情绪表达
的有效途径。临终关怀的目标主要集中在保持和提高患者的生
活质量直到生命的最后一刻，以及帮助患者的家属适应和接受
亲人的去世。音乐治疗师在此可以做的工作是：通过各种音乐
活动满足患者的生理、心理、情感、社会和精神需要；通过患
者之间和患者与家人一起参与的团体形式聆听患者喜爱的音乐；
通过音乐放松训练、音乐想象缓解疼痛，提高生理和心理的舒
适感。唱歌、演奏乐器、观看表演都有助于患者把注意力从对
疼痛和对死亡的恐惧焦虑中转移出来，并在患者之间和患者与
家人的互动中得到安慰、温暖和情感支持，从而帮助他们无遗
憾地走完自己人生的最后旅程。

第四章

团体音乐治疗设施
及活动方案

这一章我们将从三方面加以阐述：一是保障团体音乐治疗顺利进行的相关硬件要求，包括团体音乐治疗室的建设和满足团体音乐治疗的相关乐器配置和设备建设；二是团体音乐治疗中的音乐活动类型；三是基于治疗目标设计的音乐活动方案。

第一节　团体音乐治疗室建设

团体音乐治疗从开始到结束的整个过程能够得到实现和完成，一个重要的前提就是有团体音乐治疗的硬件设施保障，例如，一个适合进行团体音乐治疗活动的治疗室，一些基本的乐器设备。这也是和其他团体辅导和治疗的设置不同之处，下面将逐一介绍团体音乐治疗室的基本配备和团体音乐治疗常用的乐器和相关设备。

一、团体音乐治疗室的基本配备

团体音乐治疗室的周围环境需要相对独立并保持相对的私密性，室内一般不需要摆设桌椅之类的物品，需要准备一些可移动的椅子和坐垫，最好是地板或地毯，能席地而坐或躺，一般要有安全、足够大的空间来施展肢体，由于需要活动，所以空间必须宽敞，通风采光也须良好，且便于进出走动。团体音乐治疗室的靠墙面可做易于拿放乐器的柜子。

二、团体音乐治疗常用乐器和相关设备

用于团体音乐治疗的器材包括便于播放音乐的多媒体音响设备、电脑、升降幕布、谱架等，需要在布置房间时计划好摆放位置，不要影响活动，固定好后一般不随意移动。乐器是团体音乐治疗中重要的工具，是音乐治疗师和来访者建立关系的纽带，也是来访者表达心声的媒介。音乐治疗并不限定使用何种乐器，只要是来访者喜欢接触并从中得到乐趣的乐器都是好的选择。通常，临床使用的乐器要音色优美、操作简易、坚固耐用，而且乐器的使用方法也不以技巧训练为主，所以基本上完全没有任何规范的要求，也不需要事先具备演奏乐器的能力，可以随来访者的喜好任其尝试，只要不做出伤及自己和他人，或毁损乐器等危险行为，就可以鼓励来访者大胆创造出新的演奏方法和互动形式，这本身也是治疗所需要的。

贝尼松（Benezon，1997）把音乐治疗临床中使用的乐器特点归纳为六点：易于操作；易于移动；声音响亮；易于表达和释放情绪；节奏和旋律清晰且易于分辨；乐器外观显眼，足以吸引来访者的注意力，而成为治疗的纽带。根据贝尼松的描述，我们可以把音乐治疗临床中使用的乐器按性质分类如下。

1. 旋律类乐器

旋律类乐器包括钢琴、电子琴、数码钢琴、便携式数码键盘、吉他、自鸣筝琴、手碟、空灵鼓等。一般都是音乐治疗师使用，用于伴奏、独奏、合奏中的主旋律等。还有木笛、口风琴、舌簧喇叭等可经由吹奏训练使来访者控制呼吸、加强嘴部、脸部肌肉的运作等。

2. 有固定音高的打击乐器

有固定音高的打击乐器，如木琴（高音、中音、低音）、钢片琴（高音、中音、低音）、钟琴（高音、中音）、钢片音砖、木琴音砖（音板下有共鸣箱，每个音砖都是独立存在）、甩琴、彩色按钟等，都是易于演奏的乐器，能很自如地演奏出正确的音，并且音色优美，音条、音块可以根据音乐需要拆装自如。有时还可以用来训练来访者手眼协调能力、听觉辨识能力、抓握能力，甚至可以将高低不同音砖与木琴当成语调训练工具，利用旋律的特质，强化来访者的语言节奏与发音的准确性，帮助来访者发展语调与韵律的语言功能。

3. 无音高变化的打击乐器

无音高变化的打击乐器可分为：皮革类乐器，如手鼓、铃鼓、康加鼓、邦哥鼓、大鼓、中鼓、小鼓、中国鼓、太鼓、非洲鼓等皮制乐器等，主要可以在治疗中让来访者尽情拍打以抒发情绪，或训练手臂与手腕的运作技巧；金属类乐器，如镲、铜锣、三角铁、风铃、牛铃、手摇铃、碰钟等，主要刺激来访者的听觉与触觉；木制与散响类乐器，如响板、木鱼、括胡、木鸟、响棒、高低木鱼、双头木鱼、沙锤、卡巴沙、串铃等，主要可刺激听力、抒发情感及训练抓握能力等。

第二节　团体音乐治疗的音乐活动设计

今天音乐治疗已经成为具有严密科学性，并以心理学、医学等为基础的成熟的辅助治疗手段。由于音乐本身就是一个艺术媒介，它里面蕴含着丰富的元素和充满魅力的创意，同时在进行过程中也变得多元化和充满趣味，因此音乐治疗，特别是团体音乐治疗成了大家乐于接受和尝试的助人方法。所有有效的治疗都是通过治疗师与来访者的互动关系实现的，音乐治疗也不例外。当音乐作为治疗的媒介参与音乐治疗时，在治疗中呈现的互动关系就不是二元的互动关系模式，而变成了三元的互动关系模式，即音乐、音乐治疗师与来访者三者的互动关系模式了。在这个三元互动关系中，音乐治疗师依据不同人群的不同治疗目标，运用手中的音乐，通过设计各种各样的音乐活动来达到治疗目标，促进来访者的健康。

一、团体音乐治疗过程中的活动类型

在团体音乐治疗过程中常用的音乐治疗活动类型有声音与歌唱、乐器演奏和即兴、律动与舞蹈、音乐聆听等，下面分别叙述。

1. 声音与歌唱类

音乐治疗有许多不同的治疗目的。为了增进沟通、建立信赖关系、提高音乐性，用来传达信息的声音就是不可或缺的媒介。即使声音不以语言的方式传递信息，声音本身也是一种可以将情感等非语言的、感觉的信息传达给对方的工具。在团体音乐治疗中，如何灵活使用声音建立关系，如何增加音乐性的范围，如何更正确地传达信息等，都和发声与呼吸有很大的关系。那么声音在团体音乐治疗中可以做些什么呢？

（1）**通过声音可以感受团体成员**。一个好的音乐治疗师可以经由对自己的身体、呼吸的认识，感受团体成员的声调、发声时的身体紧张状况、呼吸顺畅与否等，并以此了解来访者当时的身心状况。迅速地掌握来访者对哪一种声音、状况反应良好，并由此更进一步认识来访者的个性与特质。

（2）**通过声音可以建立与团体成员之间的信任关系**。为了建立与团体成员之间的信任关系、了解彼此的想法，正确地传达想要传达的信息是很重要的，如果彼此无法互相了解，彼此间的吸引也不会太大。因此，要使团体成员感到安心，就必须在发出声音之前，先了解当下来访者的呼吸频率，并且配合他们的呼吸频率呼吸。在来访者的呼吸频率上与他们说话、唱歌、互动，能够迅速拉近彼此间的距离，建立团体成员间的联结和信任关系。

（3）通过声音传递信息有两个非常重要的因素。首先，所要传递的信息内容要明确，当传递的信息内容不明确时，接收信息的一方就会混淆不清；其次传达信息的方式要清楚易懂，如果传递的方法有问题，例如没有重点、让人不易集中精神，则音乐治疗师的声音就很难进入接收者的心中。因此，为了避免这样的情形发生，音乐治疗师要刻意在平时多练习用较深的呼吸、恒定的声音讲话，并且注意说话的方式不要模糊不清，要简单明了。这些习惯都会迁移到你的治疗中，为你的治疗服务，然而这也是许多治疗师容易忽视和遗漏的地方。

（4）歌唱在团体音乐治疗中也是非常重要的活动方式。因为在团体中我们的声音互动可以起到增进团体成员表达内心情感的效果，而唱歌是生活中大家普遍喜欢的音乐活动方式，而且也是最易操作的，因此团体音乐治疗中的歌唱让团体成员有自我表现的机会，还能疏解心中的情绪，使他们的身心获得活力，并保持积极正面的精神状态。作为治疗团体来说，团体成员的合唱、轮唱等还能加强团体的凝聚力，以及获得彼此之间相互支持、相互接纳的感觉，有助于提高治疗的效果。

（5）**声音是人类最自然的乐器，歌唱是人类最原始和最自然的社会沟通方式**。在团体音乐治疗中歌唱可以贯穿治疗的始终。在结构化的团体音乐治疗中，常常由问候联结团体成员开始治疗之旅，问候的互动方式有很多，但用的最多的是歌唱形式的《你好歌》。通常，不同人群有不同的《你好歌》，既有音乐治疗师独立创作的《你好歌》，也有根据现有歌曲素材改编歌词而成的《你好歌》。无论哪种形式，在治疗开始时的暖身阶段，都可以很好地调动起团体成员的情绪，打破隔离状态，让他们迅速产生联结，建立起彼此信任的关系，让团体成员更快地投入团体心理治疗中来。

在团体心理治疗结束前，通常有分别仪式的结束歌曲，常见的是音乐治疗师弹着吉他带领团体成员唱《再见歌》。结束时的活动很重要，它作为一个仪式告诉团体成员今天的治疗活动马上就要结束了，我们可以彼此说再见，把在治疗中获得的美好体验保留下来，同时期待下一次治疗的来临。

歌唱的形式还可以根据团体的需要，在团体进行的任何阶段进行。比如为了促进彼此的交流，音乐治疗师可以伴奏示范一首歌曲，通常是团体成员熟悉的歌曲，请团体成员一起唱，再通过卡农的形式演唱，团体成员在不同的声部上共同完成这首歌曲的演绎。在演唱的过程中，团体成员为了达到和谐好听，既要听到自己的声音，又要听到其他团体成员的声音，并且学会如何将彼此的声音配合着纳入一个和谐好听的状态，经过磨合共同唱出一首美妙的歌曲。这个过程在歌唱的、感性的声音流动中完成的，过程本身就是一种交流，而这种交流是可以作为经验泛化到生活中去的，帮助他们应对现实生活中的人际关系。还比如歌曲讨论方式，可以由音乐治疗师或团体成员选择一首歌曲，听过演唱或聆听之后对音乐以及歌词的含义进行讨论。这个过程可以引发小组成员之间的语言和情感交流、帮助团体成员识别不正常的思维和行为、了解和发现团体成员的深层心理需要和问题等。对特殊儿童来说，还可以通过演唱歌曲获得一些对自己身体和社会常识的认知。比如演唱《幸福歌》，里面的歌词有指向性地帮助孩子认识头、手、脚、鼻子、嘴巴等身体部位，孩子们在玩乐中学会了有关自己身体部位的知识。

2. 乐器演奏和即兴类

乐器是人们表达自我的另外一种形式，乐器本身就是音乐的载体，与音乐不可分割。在音乐治疗中给来访者使用的乐器都是简单易学、容易操作的乐器，这样不需要提前进行技巧训练，直接操作就能达到完成音乐的目的。这样的设计在治疗中是非常重要的，因为我们治疗的目的不是学会音乐技能，而是通过团体成员与乐器的互动，发现成员投射出来的身心状态，有目的地通过乐器的演奏和乐器的即兴帮助来访者矫正不正确的行为模式和透过互动呈现出来的认知模式。

团体音乐治疗中的乐器演奏和即兴与我们平时照着乐谱正确弹奏的音乐教育模式完全不同。当我们观察音乐治疗现场的演奏和即兴时，我们会发现团体成员的演奏和即兴表现出来的状态与平时我们看到的正确弹奏的音乐学习者的理性思考不同，完全是一种演奏者当下的心情等情绪上的意识，而这些情绪并不是经过人为的整理或评论家诠释之后的音乐学上的情感描述，而是参与其中的演奏者在演奏的此时此刻自己内心深处不需要修饰的、最真实的情感。因此，团体成员在演奏和即兴时可以打开防御之门，完全沉浸在自己的音乐中，好的、不好的情绪都会随着演奏或即兴的进行完全投射到自己的琴声中。因此无论是来访者单独的演奏和即兴，还是与音乐治疗师互动中的演奏和即兴，都是一种通过音乐进行沟通的方式。在治疗中，音乐本身是为了匹配来访者的情绪而存在的，也是为了支持、鼓励、表现、引起共鸣而存在的，这与学习正确的音乐演奏技能在本质上是完全不同的。所以，治疗中演奏和即兴是以来访者本位为主的互动方式，在治疗师和团体成员的乐器演奏和即兴互动中，彼此完全依靠音乐来回应彼此瞬间的心情变化与行为，就如同我们在生活中以会话或动作来回应对方一样。除此之外，演奏和即兴不仅能表现个人的性情，还能提高团体情绪，活跃治疗气氛，聚焦大家的注意力到共同话题上等。这个过程的所有音乐都是配合了团体成员当时的心情，随机应变做出来的音乐，因此，音乐治疗师并不需要在演奏和即兴开始前去指定一些规则或顺序要求团体成员怎么做，而是要配合团体成员的心情进行音乐治疗的演奏和即兴。音乐治疗中的演奏和即兴首先是一种情感表达的方式，同时还可以锻炼团体成员的肢体，促进彼此间的互动和交流，矫正不正确的行为模式，学会健康的行为表达方式。

在临床团体音乐治疗中的演奏和即兴活动中，有几点是我们需要注意的：

- 我们可以将团体成员的行为节奏，以及所发出的声音纳入即兴乐曲的旋律中。在大多数的情形下，团体成员对即兴音乐并没有概念，此时音乐治疗师可以将团体成员所发出的走路、摇晃椅子等的节奏，或是口中无意识所发出的声音等，当作音乐的主题，尝试着回应。当团体成员开始互相关注并产生兴趣时，彼此就有了沟通，音乐就可以继续沿着这些主题进展下去。

- 可以使用几个限定的音，然后在这几个限定的音中进行随意变奏的技术。当团体成员演奏旋律时，大多数是用鼻子哼出来的，或者是用音砖、木琴等敲出来的有限的几个音。比如，团体成员可能会连续敲着Sol的音，此时，音乐治疗师就可以以Sol音为主音，用几种不同的方式来伴奏，这需要用音乐治疗师的技术和创造性来完成了。因此，音乐治疗师需要具备将几个简单的音，扩展成能表达丰富情感的乐曲的专业技术能力。

- 随时注意演奏的单纯性。治疗中的演奏和即兴，要做到不要让团体成员有任何压力，尽量以一种能清楚传达信息、易于理解的单纯方式表现和声的厚度、音量、结构、乐曲的进行方式等。与演讲、资深演员的表演不同，在整个治疗过程中，音乐治疗师以一种令人亲切的方式、感动人心的方式与之互动是最重要的。

- 先决定乐曲的结构，再以这样的结构做演奏和即兴。在治疗开始时，与其以一种近乎白纸的心情，还不如在自己心中决定一种演奏的技术，这样演奏起来较容易。比如音乐治疗师可以先决定一种调式、几个限定的音，或者与当下匹配的节奏，引导团体成员逐渐进入演奏和即兴，这样可以自由地表现出整体的音乐感觉。

- 尝试将音乐的极端性格表现出来。当团体成员心情紧张时，所演奏出来的音乐大多是中庸的速度、中间的音域、音量也在 mp 到 mf 之间，不容易传达，也不容易让音乐流动起来，似乎有一种被困住了的感觉。此时，音乐治疗师可以尽量以一种自己觉得夸张的音来表现，引导整个演奏走出困境，这会让团体成员放松下来，得到解放的感觉，有时还会收获到意想不到的疗效。

- 以全身的动作表现自己。音乐治疗是一种使用多种感觉的治疗方法。也就是说,它不需要像纯艺术般,只限定用声音为表现的方法。因此,音乐治疗师可以在演奏和即兴中,配合表情、姿势、视线、呼吸、身体摆动等方法来表达自己。这样,在团体成员眼中,治疗师并不是音乐家,而是普通的人而已,就会无形中去模仿,更加靠近治疗师,参与到互动中而获得联结和体验。

团体音乐治疗中的演奏和即兴方式是一种以团体成员此时此刻的表达为核心、以团体成员本来的自己为原点进行的治疗方法。在这个过程中,音乐治疗师如何以本来的自己在治疗中与团体成员相处,对治疗的影响很大。在治疗中,治疗师是否能以自然的态度去行动或演奏,并且同时兼顾身为治疗师的专业角色,是一件相当重要和需要刻意练习来完成的(筱田知璋,2004)。

3. 律动与舞蹈类

团体音乐治疗中动作与舞蹈的形式也是普遍使用的治疗手段,一般是配合音乐律动来活动身体。音乐治疗师设计一些简单的舞蹈动作,通过游戏的方式促进团体成员活动身体,也促进团体的合作与交流。在发展社会适应能力、加强团体间的交往、锻炼肢体功能、发展空间感和协调反应以及学会身体放松和控制行为上都具有其他活动无法比拟的优势。

　　通常，参加团体音乐治疗的成员中有许多是在日常生活中很少有机会活动身体的人，像这样的团体成员，即使是在活动中加入一点动作性的活动，都是相当有益的，音乐治疗师应该关注到这些，设计一些他们力所能及的肢体活动让他们有运动和转换心情的机会。即使是行动不便坐在轮椅上的成员，通过音乐伸展手脚，活动上半身等，都能获得相当大的满足感。而对于儿童来说，活动是天性，借助这样的天性，音乐治疗师可以带领孩子随音乐起舞，即使只是轻轻摇动身体或绕圈圈，也会让他们觉得很快乐。一般的孩子都非常喜欢自己活动身体，或是参与别人帮忙的身体动作。当在治疗中，孩子觉得厌烦时，可以让他们配合音乐站起来走一走，这样不但可以让孩子得到充分的情绪释放，也可以帮助他们在获得休息后，对下一个活动更加专注地参与。从享受音乐乐趣的观点来看，障碍程度越高的来访者，就越需要更多的感官刺激。因此音乐治疗师的活动设计，最好能让他们可以透过与他人在一定程度上的身体接触，感受音乐的节奏、小节的旋律等有音乐气氛的活动。对于处在精神科恢复期的住院患者人群，律动舞蹈常常是他们喜欢和乐于参与的音乐活动，这有助于提高他们控制情绪的能力、促进他们因病症和住院而退行了的社会功能的恢复和机体功能的恢复。对音乐治疗师而言，律动和舞蹈并不需要有专业的动作或舞蹈技巧，只要像普通人一样，达到能跳、能动的程度就足够了。律动中的动作通常由上、下、左、右、前、后、对角等七个元素组成，进行方法大致分为：没有结构的即兴律动和有结构的律动，如舞蹈。即兴律动可以促进创造性和自我表达，有结构的律动提供活动的框架，两者的目标和意义都不一样。律动与舞蹈除了给团体成员带了乐趣外，更大的益处就是营造社交的契机，从而帮助他们提升一些非语言的社交技巧如目光接触和身体界限等，强化理想的社交行为。在音乐的选择方面，一般选择没有歌词的纯音乐，让参与人员有更多的自由和感受音乐的意境，更多的遐想空间，发挥最大的创造性。而律动舞蹈在音乐结构上多采用 A+B 的二段体形式，便于动作规范，也便于团体成员清晰动作的组合模式。没有结构的律动可以根据团体成员的当下需求自由选择音乐。

4. 音乐聆听类

团体音乐治疗中的音乐聆听与生活中的音乐欣赏不同，音乐欣赏强调的是审美感受，常常掺杂了好听不好听、美不美等评判，于是很多由音乐带来的身体和内在的感受就被过滤掉了。音乐治疗中的聆听是带治疗目的的聆听，有时会有通过音乐引导团体成员绘画的活动；有时会有与音乐减压相关的活动；有时会通过音乐聆听进行音乐引导想象互动；有时会以通过音乐引导画画、填词等与其他艺术相结合的形式进行，以强化音乐的情绪表达，通过感悟、反思帮助团体成员获得成长。

二、团体音乐治疗的音乐活动设计

团体音乐治疗中的音乐活动是音乐治疗师手中重要的治疗工具，也是贯穿于整个团体音乐治疗过程中的三元互动关系之一。什么样的团体应用什么样的音乐活动？它的依据是什么？它在团体治疗中的作用是什么？这些都是我们在设计音乐活动之前需要充分考虑的。首先任何一个团体音乐治疗的活动设计都需要与该团体制订的长短期目标紧密相扣，也就是说是为该团体的长期目标和短期目标的实现而设计的，并在团体音乐治疗实施的动态过程中，借由音乐治疗师引导，随着活动展开的。我们似乎可以用穿针引线这个词来比喻音乐活动在团体音乐治疗中的作用。因此在团体音乐治疗中，要充分利用音乐的旋律、节奏、音色、速度、力度、调式、和声、曲式等音乐元素，并借助于舞蹈、绘画等姊妹艺术，设计出适合特定团体的音乐活动，来帮助那些生理上、情绪上、社交上、行为上、认知上等有障碍或困扰的来访者。通常来说，团体音乐治疗的音乐活动方案是基于不同团体需要实现的治疗目标的某一方面或某几方面来设计的，下面就沟通技巧、认知技能、社交/情感技能、注意力、行为控制、放松等方面的音乐活动举例。需要说明的是，下面的这些根据治疗目标需要而设计的音乐活动方案例子，是作为一个思路和方向的引导，具体需要针对不同的人群和为此制订的具体治疗目标而随时调整，建议不要完全照搬，要根据实际需要灵活应用。

1. 沟通技巧类

（1）听觉感知——正确识别声音及其声音来源等。

※ 音乐活动方案 1　听音寻物 ※

乐器和材料：不同种类的乐器若干。

活动：参与音乐治疗的团体成员根据自愿或推荐的原则，选取一个成员当寻找隐藏物的人，隐藏物可以是戒指、耳环、项链坠等较小物件，找物件的人先在活动室外等着，需要由助理治疗师陪着；团体另外再集体决定一个藏物件的人，尽量藏在不易找到的地方，但要注意安全，不要藏到私人物件内，藏好后，全体成员商量一首大家都会唱的歌，每人一个乐器，大家一边唱歌一边敲打乐器，邀请找物件的成员进来，告诉他某某物件藏在空间里了，我们用唱歌的音量大小帮助你找到物件。找物件的成员越靠近物件，大家唱歌的声音越小；找物件的成员越远离物件，则大家唱歌的声音越大，找物件的成员根据大家的歌声音量大小来寻找隐藏物，直到大家帮助这位成员找到隐藏物。然后这位成员分享如何找到的感受和启示。

提示：在活动开始前，音乐治疗师需要事先告知团体成员游戏规
　　　则，然后再挑志愿者，一定遵循自愿原则；如果团体动力
　　　不够，治疗师可以先邀请助理治疗师做一遍示范，然后再
　　　邀请团体成员参加，整个寻找过程不用语言提示。

※ 音乐活动方案 2　听音和乐 ※

乐器和材料：木琴及各种小型打击乐器。

活动：小组成员围成半圆坐下，木琴放在半圆前面。留下需要敲
　　　击的音条，其他音条取掉，便于演奏。邀请团体成员依次
　　　在木琴上做"演奏者"，随意即兴演奏自己的音乐，其他
　　　成员根据琴声用自己手上的打击乐器依次给予伴奏回应，
　　　最后成为大家一起创作的即兴音乐作品。

提示：音乐治疗师要随时指导团队中的其他人仔细聆听节奏（速
　　　度）和力度（音量），并适时帮助有困难的成员跟上步伐，
　　　以不同的节奏和力度弹奏木琴，鼓励大家跟随并配合／支
　　　持独奏。

（2）接受性语言——理解并遵循指令。

※ 音乐活动方案 3　节奏与步伐 ※

乐器和材料：棒棒糖鼓或彩虹鼓。

活动：音乐治疗师请团体成员在空间自由走动，不要互相碰撞到；

治疗师用棒棒糖鼓或彩虹鼓敲出团体成员走动的节奏，请团体成员仔细倾听节奏，并尝试着把自己的脚步与节奏吻合；等团体成员都能跟上节奏步伐后，治疗师可以变换不同的节奏，并请他们尝试在不同节奏中变换自己的步伐。待大家熟悉并跟上节奏步伐后，治疗师可以在第四拍停止敲击鼓，同时可以让大家在没有鼓声时停下脚步用拍手代替；当再一次听到鼓声时继续走；治疗师在每一小节的第四拍都停止敲鼓，大家在第四拍没有鼓声时停止脚步用拍手代替，再次听到鼓声继续走，形成固定节奏型。然后可以把拍手换成拍腿、捻指、踩脚、象声词等，最后在鼓声停顿时，可以主动与人握手问好。

提示：整个活动的步骤按顺序来，循序渐进地进行，保证每个团体成员都能跟上；开始时，团体成员会有些紧张和不确定感，音乐治疗师要随时关注团体成员的状态，在大家都能自如随意地在空间里走动后，再加上鼓声；每一次停顿时只换一种声势，并有提醒，等到大家都能自如后再完整地连起来做；做完前面的暖身活动，大家有联结了，团体氛围调动起来后才能去主动问好，从而达到交流的目的。

※ 音乐活动方案 4　我们来写歌 ※

乐器和材料：

　　a. 钢琴。

  b. 印有或画有七个音符的卡片，包括四分音符、八分音符、
   全音符节奏的卡片。

 c. 小黑板或画架垫。

活动：将节奏卡贴在黑板上。让团体成员轮流在 1=do，2=re，
   3=mi，4=fa，5=sol，6=la，7=ti，8= 高音 do 的卡片间自由
   选择一个自己的卡片音，贴在黑板上。然后再选择一个节
   奏卡片放在音高卡片的下面组成旋律音乐，音乐治疗师在
   钢琴上弹奏出来给大家听，也可以引导大家哼唱感受大家
   一起创作的音乐。最后可以分享大家一起所创作的音乐的
   感受，分享表达的情感或思想。

提示：这项活动还可以延续，比如分成小组给音乐填词，以配合
   他们所创作的旋律。

    ※ 音乐活动方案 5　我们一起来打鼓 ※

乐器和材料：各种鼓和打击乐器。

活动：团体成员围坐在椅子上，每人的椅子前面有一个打击乐器，
   音乐治疗师介绍乐器，告诉大家活动规则，大家可以试一
   下随意演奏手上的乐器，并熟悉乐器的声音。音乐治疗师
   坐在非洲鼓前演奏一段节奏，大家熟悉后随时用手中的乐
   器跟随非洲鼓的节奏进入，当团体成员全部进入后，音乐
   治疗师可以用 4、3、2、1 的指令做停止的手势。然后，治
   疗师可以邀请任意一个成员（也可以邀请 2 或 3 个成员一

起）用手中的乐器随意即兴演奏一段节奏，治疗师再用"1，2一起来"的指令邀请所有成员再次演奏治疗师刚才带领大家打的节奏。然后，让参与者站起来，把乐器放在椅子上或地板上，向左移动换一把椅子坐下，这样每个人就都能打击新乐器了。继续，直到每个人都有机会做带领者。

提示：如果站立和换椅子对小组成员来说是困难的，那么每个人都把乐器传递给右手边的人，这样不仅达到了换乐器的目的，也锻炼了大家通过表达性语言表达自己的需要、想法以及情感的能力。

※ 音乐活动方案6　歌曲填词 ※

乐器和材料：

　　a. 吉他。

　　b. 黑板和记号笔。

　　c. 预先打印好歌曲填词表，歌曲的某些地方已预留出空格可以随意填写词。

活动：音乐治疗师在团体活动开始前先选好大家都熟悉和喜爱的一首歌，比如《月亮代表我的心》等。可以事先请大家列出自己喜爱的歌曲，治疗师根据大家的情况选择歌曲填词活动的歌曲。音乐治疗师在活动中先边弹吉他边带领大家唱一遍歌曲，然后把预先打印好的歌曲填词表返给大家，请大家感受此刻的状态，让感觉引领自己在空白处填上字或词，所填的字或词不需要用逻辑去思考，按着自己当下的感受真实地填写。等待所有成员都填完后，再邀请每一个成员把自己填词后的歌曲唱出来，这时治疗师为他弹吉他伴奏。小组成员依次通过唱完后，大家一起分享自己在这个过程中的感受和对自己的意义。

提示：建议所留空格应该与原歌曲的歌词字数相当，这样在填词时就不会打乱原歌曲旋律的规整，也便于演唱。另外，治疗师的吉他伴奏要与每个成员的声调相符合，并跟随成员演唱时的速度。

※ 音乐动方案 7　这就是我 ※

乐器和材料：吉他或钢琴，各种其他乐器。

活动：把团体成员分成两人一组，轮流描述自己的身体特征（如高、矮、头发颜色等）和性格特征（如有趣、友好、安静等），然后请一个成员用一个乐器来代表自己的这些特征。并把自己的特征用这个乐器即兴弹奏出来，之后，另一个成员口头重复这些特征给他听。一旦每组都完成一个回合，就可以发起一个小组即兴创作，每个人都贡献有自己特征的音乐。讨论每个人如何为团队带来特别的东西。

提示：当被要求描述自己时，参与者经常描述他们喜欢做的事情、吃的东西或去的地方等，当用乐器表达自己时尽可能持续一段时间，有时参与者演奏的即兴音乐可能比较消极，治疗师可以用吉他或钢琴即兴演奏以予支持，鼓励他们尽情表达出他们的真实情感，并通过音乐调整消极的情绪。

※ 音乐活动方案 8　音乐球 ※

乐器和材料：

a. 录制好的音乐或钢琴。

b. 中型沙滩球。

c. 写在纸条上的问题（这些问题可能是一般性的，如"你最喜欢的颜色是什么"，也可能是更深入的，如"你上一次害怕是什么时候"）。

d. 一个可以存放问题纸条的盘子。

活动：大家围成一圈坐下，在音乐播放时，可以随意将球传给其他人或轻轻地从一个人抛给另一个人。当音乐停止时，拿着球的小组成员要从碗里抽出一个问题。鼓励小组成员自己阅读问题，有困难的成员也可以由音乐治疗师代为阅读，然后由本人回答抽到的问题。回答完毕后继续传球游戏，直到每个人都有机会从碗中抽到问题纸条并回答问题。然后大家分享听到的和感受到的。

提示：当尚未回答问题的参与者拿着球时，请准备好停止音乐。这将有助于确保每个人都有机会主动交流和沟通——积极创造与他人的互动等。

※ 音乐活动方案 9　手鼓传递问好 ※

乐器和材料：手鼓，吉他或钢琴，音乐播放器，椅子。

活动：团体成员围成一个圈坐下，最好准备一些有一定高度的椅子，便于传递和交流。音乐治疗师弹吉他或钢琴，助理治疗师拿着手鼓随着音乐唱歌；随后助理治疗师一边唱歌一边走到任意一个团体成员身边，在音乐停顿时，将手鼓伸到这位成员面前，一边唱着你好，一边邀请这位成员随音乐的节奏拍一下鼓，并模仿唱你好回应；助理音乐治疗师继续寻找下一位成员重复这个动作；助理治疗师可以鼓励团体成员模仿活动流程，随意去邀请还没有被邀请和问好的成员，然后与这个成员交换位置，继续换一个成员延续活动；直到每一个团体成员都有机会被别人邀请问好，和主动向别人问好。

提示：活动适合团体音乐治疗开始时的连接和暖身；开始活动需要有音乐治疗师的示范；音乐的选择要简单、便于传唱、最好里面有可以停顿的间隙相互问好，治疗师在弹奏音乐时要跟随成员的节奏而调整快慢；有时也可以使用录制好的音乐代替现场音乐。

※ 音乐活动方案 10　镜像 ※

乐器和材料：录制好的音乐。

活动：音乐治疗师示范随着音乐做的各种动作，鼓励小组成员模

仿动作进行热身。例如，像树一样在风中飘动，一个人画
壁画或做动物动作。将小组成员分成两人一组，每组成员
面对面坐着或站着，鼓励他们进行眼神交流。让每一组成
员选择谁领导第一轮。开始音乐，指导"领导者"以创造
性的方式做出自己的动作，而他们的同伴则观察领导者并
模仿他们的动作。在足够长的时间过后，每组更换领导者。

提示：每个人都分享自己当领导者、跟随者的感觉，以及进行眼
　　　神交流的感受，能帮助大家更好地带领和体验。

※ 音乐活动方案 11　木琴对话 ※

乐器和材料：两个带木槌的木琴。

活动：一次让两个参与者演奏木琴二重奏。要么指派配对的组员，
　　　要么让大家自由选择合作伙伴。先请一组演奏，不演奏的
　　　其他人必须保持沉默。他们必须互相倾听，只通过音乐进
　　　行对话。他们可能想要倾听和回应对方的声音、音量、节奏、
　　　风格等，作为"对话"的一部分。当一对搭档一起演奏完
　　　二重奏后，从小组其他成员那里引出关于这组成员的即兴
　　　二重奏的对话进行得如何，或者可能是关于什么的讨论。
　　　要求参与者解释二重奏在"谈论"什么，以及他们是否根
　　　据对方的演奏调整了自己的演奏。

提示：试着为木琴对话指定特定的主题；治疗师把握何时结束一
　　　段很长的二重奏；根据参与者的身体和认知功能水平，治

疗师可以选择给他们一个或两个木槌。

2. 知识技能类

（1）计数 / 数学——数学和数学预科技能。

※ 音乐活动方案 12　多少拍? ※

乐器和材料：一个大的金杯鼓或康佳鼓。

活动：让小组成员坐成一个圆形，大鼓放在中间。音乐治疗师用
　　　鼓伴奏，即兴编一首简单的曲子，比如：大家和我一起打
　　　鼓，跟着我重复，跟着我重复。某某和我一起打鼓，跟着
　　　我重复，跟着我重复。"鼓励小组成员创造自己的节奏，
　　　大声数出来：一，二，三……"同时拍三下鼓。把鼓递给
　　　下一个成员，让他模仿拍出你的节奏，同时数出"一，二，
　　　三"。把鼓拿回来，唱另一个节奏，例如"一，二，三，四，
　　　五"。为参与者创造三个或四个节奏来模仿。再次唱这首歌，
　　　指定一个新的参与者，并继续，直到每个人都参与一遍。

提示：增加或减少难度，以配合每个参与者的能力，创造各种节奏，
　　　结合响亮与柔和的声音和不同的节奏或拍子的数量；为了
　　　增加注意力的广度，从圆圈中随机选择一个参与者快速唱
　　　歌，只弹一个节奏，然后将鼓向所选参与者倾斜，而不事
　　　先说出他们的名字。这就要求每个人都仔细听节奏，以防
　　　他们被选中去模仿。

※ 音乐活动方案 13　棋盘游戏 ※

乐器和材料：

- 吉他或钢琴。
- 一个或两个游戏骰子。
- 用作游戏的小物件。
- 游戏中提到的任何工具（见下文）。
- 提前准备卡片纸或海报板在纸上画水平线，从上到下指 10~20 个空间。

  在底部空白处写"开始"，在顶部空白处写"完成"。

  在其余的空白处写下各种创造性的说明。

活动：向小组成员介绍游戏并解释规则。通过掷骰子相应地在棋盘上走步数，看看相应的地方是什么，就要完成任务。比如"击鼓 15 下，唱你是我的阳光""唱你最喜欢的歌""与其他组员快速进行二重奏""跳一段舞蹈"，有的是空白的，可以请小组成员提出要求等，每一项都与音乐有关，参与者将轮流掷骰子，按骰子数走到哪一项就按要求表演音乐，每个人必须遵循写在那个地方的指示进行表演。第一个到达终点的人获胜！

提示：使用一个骰子将使活动变得更容易和更快；如果时间和情况允许，向小组成员征求关于在游戏板空白处写什么或做什么的建议。发挥小组成员的创意。

（2）阅读——阅读和理解。

※ 音乐活动方案 14　四季转转转 ※

乐器和材料：

- 吉他或键盘。

- 录制好的歌曲《四季转转转》。

- 小黑板。

- 各种颜色标记牌和橡皮擦。

活动：先唱一首歌《四季转转转》，然后邀请大家一起唱。并讨论歌曲里都说了什么以及每件事的时间和季节。询问小组成员一年的四个季节分别是什么，你现在正在经历哪个季节。指导小组成员思考在当前季节发生的事情或你可能看到的事情（例如，秋季可能有南瓜、树叶、暖和的衣服等）。给每个人一个机会，让他们走到前面，在黑板上画一幅他们认为在这个季节发生或看到的事情。再唱一遍这首歌，把原来的歌词换成黑板上画的内容。

提示：如果小组中有的成员的认知、阅读和写作能力比较好，可以鼓励他们写出来而不是画出来，这样可能会更有益。最后可能是文字和图片的混合，这取决于不同的小组成员能够或愿意做什么。这项活动的主题也可以不是与季节相关的事情，比如换成小组成员讨论后的他们生活中的事物（即"快乐的时间，悲伤的时间"）或时期、事件。

（3）其他——颜色识别、地理、艺术技巧和音乐史等。

※ 音乐活动方案 15　绘画空气 ※

乐器和材料：

- 录制好的轻松、多彩活泼的乐曲。
- 各种颜色的沙蛋。
- 各种颜色的围巾。

活动：听音乐，让小组成员想象如果声音是颜色，音乐会在空气中画出什么颜色。讨论参与者想象的颜色，并分发摇瓶和围巾，以匹配他们各自选择的颜色。再听一遍这首歌，同时用颜色和声音来"画"空气，挥舞着围巾，摇着不同颜色的沙蛋，随着音乐的节奏给空气"画"上自己喜爱的颜色。

提示：鼓励小组成员随音乐哼唱和发声。鼓励小组成员在空中描绘特定的形状或抽象的笔触。

※ 音乐活动方案 16　环游世界 ※

乐器和材料：

- 吉他或钢琴。
- 地图或地球仪（可选）。
- 墨西哥传统民歌《墨西哥帽子舞》的音乐。

活动：让小组成员轮流选择他们想去的城市、州或国家。用《墨西哥帽子舞》这首曲子当开场热身舞，将这首曲子结尾处"奥莱，奥莱，奥莱，来吧，离开，离开，离开，我们要

去墨西哥"里的墨西哥换成自己想去的城市的名字。讨论
参与者对他们选择的目的地了解多少，他们为什么想去那
里，他们去那里时会做什么，他们可能看到或听到什么。

提示：使用地图、图像或地球仪有助于激发小组成员对目的地
　　　的想象和向往。

3. 认知技能类

（1）排序——理解和执行任务中的步骤。

※ 音乐活动方案 17　动物冒险 ※

乐器和材料：具有独特声音的各种打击乐器，如风铃、卡巴萨、
　　　　　克拉维、按种、三角琴、雨声筒、海洋鼓、滑哨或三角琴。

活动：大家坐成一个圈，所有的乐器都放在中间。音乐治疗师向
　　　大家解释这个活动的目标是大家一起写一个故事，并用音
　　　乐表现出来。首先，音乐治疗师让每个小组成员想象一种
　　　动物。其次，从第一个小组成员开始，音乐治疗师引导他
　　　描述那只动物的长相，选择一种乐器来代表这只动物，然
　　　后在乐器上演奏这只动物，并说："这只动物要去冒险了！
　　　让我们看看它是干什么的！"接着问自己右手边的人："这
　　　个动物在我们的故事中做的第一件事是什么？"第二位参
　　　与者必须选择一个乐器来代表他建议的动作或想法。依次
　　　进行下去，让每个参与者都为故事添加一部分内容。每个

发言的人都要回顾故事的开头，每个人都要用前面几个人的乐器重述故事的每个部分。最后，大家用自己的乐器一起创作一个动物冒险的故事。音乐治疗师要对他们作为一个团队创作的精彩故事加以赞扬，并引出故事的最后一场表演，将其联系在一起。

提示：如果某个成员是用非语言的乐器并演奏，那么可以让其他小组成员补充完整故事中的动物在做什么；引导小组中的最后一个人给出故事的结尾，或者让整个小组一起即兴创作，并根据音乐的声音征求关于故事应该如何结尾的建议。你也可以选择从虚构的人或童话故事中的人物开始，而不是从动物开始。但避免使用已知的人，以避免潜在的负面故事部分影响团体。

（2）抽象思维——把看不见的概念和想法应用到具体现实中。

※ 音乐活动方案 18　音乐字谜 ※

乐器和材料：

- 各种打击乐器。
- 在纸条上写一些简单、熟悉的活动，这些活动很容易表现出来（例如睡觉、吃饭、跑步、走路、穿衣服、和朋友聊天等）。
- 可以装纸条的盘。

活动：要求每个参与者轮流从碗里拿出一张纸条。他们必须默读（根据需要音乐治疗师可以辅助），每个人选择一个或两个乐器表演字条描述的活动。然后，小组的其他成员猜他表演的活动是什么。

提示：在将纸条放入盘中之前，让小组成员先阅读纸条，熟悉盘中的纸条都有些什么内容，对预期的内容有一个提示，这样可以使活动更容易进行；或者，音乐治疗师可以提供空白的纸条，让小组成员写出活动建议；可以是一个人表演大家猜，也可以是两三个人表演其他人猜，活动可以简单些也可以复杂些，要在团队合作的前提下，依照成员的能力水平而定。

（3）分析技能——把概念分解，深入到表面之下，发现它们是如何工作的。

※ 音乐活动方案 19　我们都是作曲家 ※

乐器和材料：

- 钢琴。
- 黑板或画架。
- 马克笔、粉笔、钢笔。

活动：在开始活动之前，在黑板上写下可能的旋律音符名称 C、D、E、F、G、A、B。在这些和弦下面，可以在每一个音符下写上相应的三和弦（首调：C/E/G；E/G/B；F/A/C 等），治疗师把每个音符下的三个和弦都弹出来，告诉他们是否喜欢这个三和弦的声音，或者他们是否愿意改变其中一个和弦，然后小组成员可以根据自己的喜好圈出自己想要的三个和弦，再请小组成员为每个自己选的和弦挑两到四个旋律音符。治疗师把大家所选音符和和弦在钢琴上演奏出来，让小组对结果的喜欢或不喜欢做出反馈。可以根据反馈做出相应的调整，鼓励全体成员参与改编他们的歌曲，直到听起来像他们想要的那种音乐。

提示：对团队成员来说，这是一个很好的练习团队合作、协商和接受反馈的机会。根据小组成员的社交技能水平，准备好根据需要重新定向。整个过程不必给小组成员讲解乐理及和声知识，要求成员们聆听感受音乐就好。

（4）现实定向——建立此时此地的存在感，了解过去 / 现在 / 未来，整理记忆。

※ 音乐活动方案 20 感觉良好 ※

乐器和材料：

- 吉他或钢琴。
- 选择录制好的表达感觉的歌，或自己创作的简单易学的感觉歌。

活动：以唱《我感觉很好》开始活动。问每个团体成员"你今天感觉如何"，让小组成员把自己此时此刻的感觉表达出来，于是歌曲就有了每个人的个性化歌词，每个成员在歌曲合唱中选择当下自己感觉的词，来替换原歌曲中的感觉词，鼓励整个团体有感情地唱这首歌，表现出所想表达的感情。例如，如果参与者说他们感到累了，就慢慢地唱这首歌，鼓励大家打哈欠、闭上眼睛、打呼噜等。这将提高参与度，并促进与所表达感受的更深层次的联系。

提示：鼓励参与者用比"好"或"坏"更形象化的词来回答，至少不能重复其他人已经说过的词。这样就组成了小组成员自己的、描述感觉的词汇表，小组成员还可以用别人的词汇表达和感受此时此刻的感觉。

（5）记忆——保留和回忆过去经历过的事。

※ 音乐活动方案 21　你的故事 ※

乐器和材料：小组成员熟悉的各种录制好的歌曲。

活动：让每个小组成员轮流从录制好的歌曲中选择一首歌。指导小组成员选出具有象征意义的歌曲（例如这首歌会让他回想起最喜欢的记忆，这首歌能描述他现在的感受等），但之前不要说为什么这首歌对他很重要。听过这首歌后，请这个成员解释他为什么选择这首歌。鼓励其他小组成员分享自己对这个成员分享内容的看法以及由此唤起的记忆事件。

提示：可以让小组成员在歌曲播放前分享他们选择特定歌曲的原因，以便其他小组成员在听歌曲时感受和思考这些原因。

（6）注意力——在适当的时间内保持专注。

※ 音乐活动方案 22　找伙伴 ※

乐器和材料：录制好的节奏感强的、欢快的音乐。

活动：音乐治疗师解释这个音乐活动的程序和规则。小组成员讨论自荐或推荐接受作为找伙伴的人。助理治疗师可以陪着找伙伴的这名成员暂时在治疗室外边等待，剩下的小组成员找出一个带领大家做活动的成员，随着音乐这个带领大家做活动的成员要在规定的 8 拍或 16 拍之后换动作，其他成员也要随时跟随这个成员换动作。然后请找伙伴的这个成员进入圆圈内，找出这个带领大家活动的伙伴，找到后，再换一轮继续。每一轮都可以分享一下怎样找到的，怎样不被找到。

提示：小组成员可以讨论一下，如何才能保护这个带领大家做活动的成员不被发现。通常大家不要盯着这个带领者看，要不经意地换动作跟上节奏。这样，找伙伴的成员只有集中注意力观察小组成员的表情和有可能透露出的行为来找带领大家做活动的成员。

4. 感觉运动类

（1）粗大运动，包括手臂、腿部、躯干和颈部、头部等大型肌肉群的运动范围和控制。

※ 音乐活动方案 23　跳跃和摇摆 ※

乐器和材料：录制好的各种音乐风格的音乐（如摇摆乐、放松音
　　　　　乐等）。

活动：以缓慢的节奏开始热身，伸展肢体。鼓励参与者随着音乐
　　　节拍同步移动手臂和腿部。音乐治疗师可以示范各种动作，
　　　并请团体成员模仿，然后要求他们提供自己的创造性的动
　　　作。通过增加节奏和能量的音乐逐渐增加身体的节奏和能
　　　量动作，最后返回到缓慢的、冥想的音乐结束活动。

提示：注意每个参与者的活动范围，并进行必要的调整。

（2）精细运动——包括控制小肌肉群的运动，如手指的灵活
度等。

※ 音乐活动方案 24　沙蛋传递 ※

乐器和材料：

- 沙蛋。

- 录制好的节奏明显，欢快的 4/4 拍的音乐。

活动：小组成员围成圈坐在椅子上，保持传递需要的舒服距离。
　　　先让小组成员学治疗师一左手摊开手心向上，右手向下拍
　　　左手，然后治疗师喊口令 1，2，3，4 右手拍左手，整齐后
　　　拍一下左手再拍一下右边成员的左手，拍一下送出去，等
　　　成员都能步调一致完成后，继续这个动作，治疗师把沙蛋
　　　一个一个传出去，直到每一个成员手上都有一个沙蛋。然

后开始放音乐，大家随着音乐的节奏传递沙蛋，拿起沙蛋和准确传出沙蛋都需要很多小肌肉群完成。

提示：整个活动流程需要一步步进行，开始时不要直接传沙蛋，等到大家配合默契了再把沙蛋不经意地传出去，中间如果有掉沙蛋或者没有传出去的情况，随时停止沙蛋传递，可以手摇沙蛋等待团体成员跟上，再继续传，这样可以避免混乱，也可以降低出错成员的紧张感，更能感到小组的接纳和等待。音乐的快慢可以根据小组成员的功能状态来定。

（3）感觉统合——综合运用多种感官来增强意识和认知联系。

※ 音乐活动方案 25　舞蹈指挥 ※

乐器和材料：

- 各种小型打击乐器，包括木琴或其他旋律乐器。

- 围巾（可选）。

活动：让小组成员围成一个大圆圈，保证中间有足够大的空间。选择一个志愿者或指定一个人站在中间当舞者，其他人则选择一种乐器演奏。让舞者想象一种他想跳舞的音乐：慢／快、大声／轻柔、流动／急促等。舞者在音乐引导下翩翩起舞。其他成员观察舞者的动作，然后演奏手上的乐器与舞者的节奏相吻合，为舞者伴奏。鼓励舞者发挥创造力，不时地改变动作，而乐器演奏者随着舞者的节奏随时改变演奏，这样舞者就成了乐队的指挥。然后让舞者邀请一个新的成员来到中间，用舞蹈来指挥整个团队。继续，直到每个人都有机会尝试一次。

提示：如果是坐轮椅或不能走动的团体，仍然可以让成员坐在圆圈中间，移动他们的手、头或上身，让乐器演奏者跟随。

5. 社交 / 情感技能类

（1）识别/适当表达情感——识别、分析、理解和恰当表达情绪。

※ 音乐活动方案 26　情绪猜猜猜 ※

乐器和材料：

- 各种乐器。
- 将写有情绪的卡片打印或写出来，比如愤怒、快乐、悲伤、困倦、惊讶等。

活动：要求小组成员随机选择一张情绪卡片。然后他必须选择一种乐器来"演奏"所描绘的情绪。让小组其他成员猜所表达的情绪可能是什么，并讨论音乐中关于这种情绪的线索是什么或不是什么。

提示：鼓励参与者在描述每一种情绪时都要非常戏剧化，使用肢体语言和面部表情，加上乐器的演奏一起来描述卡片上的情绪。向小组其他成员给出各种非语言的暗示，告诉他们这些暗示是什么情绪的线索。如果小组成员社会功能相对差一些，可以让他们先看一下卡片上都有哪些情绪，从而帮助他们更方便地辨识情绪。

（2）灵活性——锻炼耐心并遵循社会上合适的期望。

※ 音乐活动方案 27　抢椅子 ※

乐器和材料：录制好有不同节奏快慢的音乐。

活动：用椅子围成圈，团体成员站在椅子外，围着椅子组成圆圈，椅子数比成员少一个。当音乐响起来，治疗师发出顺时针齐步走的指令，团体成员开始以顺时针方向齐步走，随着音乐节奏的加快，团体成员的步伐也加快。接着治疗师发出逆时针方向走的指令，大家围着椅子外圈沿逆时针方向齐步走，治疗师还可以发出一边走一边做动作的指令等，然后治疗师突然停止音乐，这时，大家要找一个椅子坐下来，反应慢了就有可能没有椅子坐，于是这个成员就暂时到圈外，可以帮助治疗师喊口令或者控制音乐暂停。圈内的椅子也相应地撤一把，于是活动继续进行，直到剩一把椅子、两个成员，最终看哪一个成员可以抢到椅子，就是第一名。然后大家可以一起分享在这个过程中自己的感受，无论是失落感还是成就感，都可以在分享中得到安慰或鼓励，同时淘汰的成员还可以观察那些可以灵活找到椅子的成员是怎么做到的，从而也可以学到灵活应对的方法和技能。

提示：音乐响起来后，为了避免有成员担心没有椅子而不移动，需要治疗师喊口令，保证每一个人都运动起来。整个活动完成后一定要有分享，让每一个团体成员都能有机会反思和表达自己的感受，然后不留遗憾地离开。

（3）与他人合作共同达到目标——适当地表现出耐心、乐于助人以及领导和配合的品质。

※ 音乐活动方案 28　音乐绘画 ※

乐器和材料：
- 录制好的轻松的音乐。
- 大张图画纸。
- 彩色铅笔、蜡笔、油彩笔或其他绘画材料。
- 大的白板。

活动：把大张图画纸在白板上固定好，团体成员坐在白板前。放上轻松的音乐，指导大家想象一个宁静的地方。建议想象类似海滩、草地等令人舒服的地方，达成一致后，可以把这个地方大致的轮廓画在大纸上，比如海岸线、海水等轮廓。团体成员继续听音乐，静静地想象和感受那个地方和他们在那里可能看到的东西。慢慢地，团体成员可以随意地拿起绘图材料，将他们想象的画面添加到那张纸上，例如植物、动物、喜爱的项目等。强调这是一个小组项目，每个人都可以在画纸上添加他们认为应该添加的内容，而不会受其他参与者的指责或负面评论。绘画完成后，团体成员分享整个绘画过程中自己的感受，以及大家一起共同完成的绘画中的各种元素以及它们对参与者的重要性。

提示：所选择的音乐一般是可以引起美好想象的、无束缚的音乐，其中也可以包括自然的声音（如海浪声、鸟儿啁啾声、下雨声），并询问小组这些声音似乎来自何处。为了避免有的成员一直在上面画不离开，在开始要跟大家规定一次只在一个地方把想象的事物画上去，同时也留空间给其他成员。如果时间允许。还可以把大家共同完成的画作为音乐即兴创作的素材，开展一场音乐即兴的创作。

（4）自控力——实施自我控制，以保持社会适当的行为。

※ 音乐活动方案 29　坚定与柔和 ※

乐器和材料：

- 大音量的打击乐器（如金杯鼓、手鼓等）。

- 柔和的打击乐器（如沙锤、雨声筒、沙蛋、卡巴萨等）。

活动：把大音量的乐器分配给小组的一半，把柔和的乐器分配给另一半。唱一首熟悉的歌曲并用手上的乐器伴奏，治疗师可以带领大家改变唱歌的声音强弱和快慢等，大家手里的乐器也随着歌曲的变化而改变演奏音量、音色等。然后那使用柔和的打击乐器的一组成员，只在歌曲变柔和时演奏，而使用大音量乐器的成员只在歌曲变大声时演奏。让团体成员感受不同的声音，并根据声音控制自己手上乐器，当自己的演奏按规定停下来后，也可以倾听到别人的演奏。

在大家有秩序的参与中共同完成音乐活动。

提示：这项活动可以通过给一组成员分配大音量乐器，给另一组成员分配柔和的乐器来简化或教授如何演唱和演奏。也可以一轮下来后交换乐器，让每个人都能感受到不同的声音和配合。

（5）自尊——提高积极的自我意识和接受度。

※ 音乐活动方案30　我喜欢你什么 ※

乐器和材料：

- 木琴和木槌。

- 各种打击乐器。

活动：选择一个志愿者或指定一个人先离开。其他小组成员说一说自己喜欢这个人的地方，并选择乐器，通过乐器"演奏"用音乐表达出这个人的好品质。然后请这位成员进来，说出自己喜欢自己的方面，同时用木琴演奏出来。慢慢地其他小组成员把他们的乐器加入其中，为这位演奏木琴的成员伴奏，然后大家把刚才演奏的对这个成员的喜爱的音乐表演给他看，共同分享他所拥有的好品质。在即兴创作中，大家为弹木琴的来访者伴奏，似乎在肯定和赞同他的好品质。即兴表演结束后，让被选中的人选一个新人，他的好品质也会以同样的方式被指出并演奏出来。继续，直到每个人都有机会。

提示：准备好给团体成员指导如何给予别人赞美和如何表达你的
　　　赞美。要求每个小组成员只选择尚未轮到的人。这项活动
　　　也可以不用木琴，换成其他好操作的、有旋律的乐器。

（6）其他适当的言语交流、眼神交流、团队支持和对个性的理解。

※ 音乐活动方案 31　我用眼睛选择你 ※

乐器和材料：

- 吉他（可选）。
- 各种打击乐器。

活动：小组成员坐成一个圈，请大家关注与他人互动时眼神交流
　　　的重要性。练习眼神交流，鼓励每个小组成员在完成一个
　　　小的社交活动时与他人保持眼神交流，例如"你好，今天
　　　怎么样"。当一个小组成员开始演奏音乐后，他可以用眼
　　　神寻找一个成员，通过眼神邀请其他人参与演奏，被邀请
　　　的成员也可以用眼神回复并点头，然后加入演奏，依次通
　　　过眼神交流和点头加入团体合奏，邀请和接受，都只通过
　　　眼神的交流完成，然后个人才能加入并演奏，并且他们会
　　　通过点头得到一个无声的加入邀请。治疗师也可以开始弹
　　　吉他（或其他乐器），一次看一个小组成员进行眼神交流，
　　　这个小组成员也可以点头示意他接受邀请，并加入伴奏中。
　　　继续，直到整个小组成员都加入合奏中。每个人都可以静

静地环顾四周，微笑着奖励每一次新的眼神交流。

提示：为了使这个活动更加丰富些，也可以通过对新参与者开始

眼神接触和点头，来指导新参与者选择下一个成员加入。

依次将要求所有小组成员注意到未加入的、最新的人，并

观察他们是否会被选中参与到演奏中，通过沉默的眼神接

触和点头来完成整个活动。

6. 休闲技能类

放松：学会音乐引导的身体放松。

※ 音乐活动方案 32　随乐放松 ※

乐器和材料：

- 带有"放松"声音的各种乐器，比如木琴、海洋鼓、雨声筒、

  沙蛋、沙锤、风铃等。

- 吉他。

活动：大家围成一圈坐着，积极专注自己并调整呼吸，放松身体。

治疗师指导参与者选择一种对他们有吸引力的乐器，随着

声音慢慢感觉、慢慢放松。治疗师开始在吉他上弹奏柔和

的和弦，鼓励参与者加入即兴创作，用他们喜爱的准备好

了的乐器加入柔和的吉他音乐中，大家一起保持音乐的柔

和、缓慢和放松。提醒小组成员同时要关注自己的呼吸和

放松身体，直到小组整体放松下来为止。

提示：即兴表演结束后，团体成员可以分享和讨论什么时候、什么音乐是让你最放松的。

※ 音乐活动方案33 随舞放松 ※

乐器和材料：录制好的放松音乐。

活动：团体成员站立围成一个大圈。治疗师带着大家在轻柔的音乐中从头到脚依次放松身体。然后请大家想一个自己的放松动作依次随着音乐一边做着自己的放松动作一边往中间去，让每一个成员都能看到和模仿彼此的放松动作，做完后再慢慢回到自己的位置上来。治疗师还可以在每一个成员都带领了放松动作后，牵起旁边一个成员的手，这个成员又牵起下一个成员，依次。治疗师做带领者，大家手牵手跟随带领者像海浪一样上下挥动，身体也随之摇曳，在音乐中感受放松和舒服。直到音乐结束。

提示：当每一个成员依次带领大家做放松动作时，请该成员保持一段时间，让大家充分模仿和感受到放松后再回到自己的原位。

第五章

音乐治疗师的素质
与职业伦理

音乐治疗师指的是在音乐治疗活动中提供服务的人，他除了要有音乐的相关素养和训练外，也要具备生理学、心理学及治疗的相关知识，以及对服务对象的特性及病理学知识的了解，以及作为音乐治疗师的职业伦理规范的了解。

第一节　音乐治疗师的素质

在音乐治疗中，音乐能被用于治疗性的媒介，是因为音乐是最具普遍性和感染力的艺术之一，各个年龄和各个文化中的人都能在聆听、演奏、创造音乐的过程中感受到愉悦。在人与音乐互动过程中，有些音乐具备高度的复杂性以及挑战性而让人难以理解；有些音乐则是相当简单容易理解和跟随的；有些人喜欢作曲或者演奏乐器；有些人透过聆听就可以轻易地获得情感的满足,音乐类型的变化与演奏方式也会让人们全情投入，这些都使音乐成了很有弹性和空间的治疗媒介。同样，就治疗一词来说，广义上它是一个使用很频繁的字眼，一般与用某些特定的知识或技能协助或帮助一个人有关，它常被使用在生理或心理问题上。就如我们所知道的治疗会发生在各个领域里，比如心理治疗师会用倾听并和来访者谈话的方式帮助来访者度过艰难的时刻；营养师会针对个别的需求教育人们什么食物是最有营养且合适的；物理治疗师会安排各种身体活动来帮助机体康复；外科医师使用手术刀来修复身体受损的部位等；音乐治疗师则使用音乐及音乐活动，在动态的流动过程中增进治疗，帮助参与者获得疗效达到健康。无论是音乐作为治疗的媒介、被当成一种治疗性的工具，还是从治疗本身的意义而言，音乐治疗的疗效和益处都取决于音乐治疗师的态度、知识、能力、技巧等，是建立在音乐治疗师在音乐和治疗两方面使用准确性和适宜性上的，通常都与音乐治疗师的素质和伦理规范有密切关系。

　　成为一名音乐治疗师，在学习音乐治疗的过程中，必须要用与学习音乐完全不同的观点来学习与感受音乐，以及与之相关的知识技术。因为一名音乐治疗师既是一名好的专业音乐者也是一名好的治疗师。也就是说个人在音乐上必须有好的音乐技巧（比如弹奏钢琴、吉他等乐器，以及歌唱等的技巧），对不同音乐类型有丰富的知识（比如流行音乐、古典音乐、爵士乐、宗教音乐等）。除此以外，一名音乐治疗师其他专业的教育与训练也是非常重要的，治疗师还需要学习哲学、生物学、心理学、咨询学、人类学、其他表达性艺术治疗的知识等。从个人特质上来说还需要是一个有创造力、想象力的人，可以展现和来访者、督导师及朋辈互动的好技巧，是可以信赖、真诚与遵守伦理的人。当你开始想成为一名音乐治疗师之前，要审视自己的需求，去问自己"我是谁""我一生中到底想做些什么"等问题。因为音乐治疗的工作要求音乐治疗师必须学会与带有各种问题及障碍、疾病等不同年龄层的人一起工作，针对他们的需要，有意识并有计划地利用音乐达到治疗的目的。不论婴幼儿还是老年人，都必须去理解那些我们几乎不能理解的各种问题，将来访者视为平等的个人尊重地对待等，所有这些并非只有单纯抱着爱心、只是抱着伸出手援助身心障碍者的心态就可以胜任的，必须具备一些基本的素养和训练。

美国音乐治疗协会对音乐治疗师的素质要求做了一些描述，强调从事音乐治疗师的人必须符合身心健康的条件。在实际进入音乐治疗领域时，首先要求的就是有健康的身体、处理来自治疗中的压力的能力，以及充满热情的工作态度。在人格特质上表现为乐于与人交往、乐意帮助他人等品质。音乐治疗的临床工作的性质包括与所有年龄和各种能力的人建立起爱心和职业的联系，因此共情、耐心、创造性、想象力、对新观念的开放态度以及对自我的了解都是成为一名音乐治疗师的素质

的组成部分。同时，还建议希望把音乐治疗作为事业的人应该
通过在老人院、为残障儿童开办的夏令营以及其他为残障人服
务的机构做志愿者的机会去获得一些相关的经历和经验。

　　这些素质的要求也体现在专业的学习训练中。如美国音乐
治疗协会公认的大学音乐治疗课程中，包括四年的在校就读，
以及半年内 1 000 小时的实习，之后才有资格申请音乐治疗师
的认证资格。在四年的大学课程中，有半数是与音乐有关的课
程与实习，所要求的程度与学习音乐的本科生相去不远。不但
有专攻的乐器，或声乐的学习等，而且要有参加乐团或合唱团
的经验。主修课之外有 15% 为相关科目课程，比如心理学、生
理学、自然科学、特殊教育等课程；15% 为音乐治疗课程，比
如音乐治疗原理、音乐治疗技术、音乐心理学、临床实习等；
20% 为一般课程。虽然音乐治疗科目所占的比例看起来不多，
但实际上音乐治疗的实习与音乐实践等，需要投入大量的时间，
比如到各种机构去见习或实习、为制订治疗方案及实施而必须
学习的技术与知识（伴奏、编曲、作词作曲、指挥、疗程的准
备 / 实施 / 纪录 / 评估等），特别是校内、校外的音乐治疗实习
对学生而言更是非常宝贵的体验。这些都是成为一名音乐治疗
师所需具备的知识和能力结构。

　　综合美国音乐治疗协会和学历教育等的要求，我们可以把
音乐治疗师的素质要求归纳为一下几点：

一、良好的动机

当一个人下定决心从事音乐治疗这份工作时，确认自己不是一时的热情或外界的诱惑非常重要。他需要评估自己的动机，并在整个职业生涯中持续地做，从而使自己保持职业热情，与职业倦怠作斗争。因此了解职业工作人群的疾病与缺陷、治疗过程中的具体困难、治疗技巧、音乐技巧等治疗工作中所需要的方面是基础，评估自己对于治疗中将要发生的或有可能出现的相关事件的态度和接纳程度，是从事音乐治疗职业的重要一步。布赖特（Bright，1995）归纳了与治疗相关的一些自我评估的方面：理解疾病、缺陷、死亡和临终状态；理解患者对这些问题的态度；了解目前疾病、缺陷以及虚弱对患者意味着什么；了解问题可能的结果和预后；了解疾病和缺陷如何影响患者的生活和人际关系；了解疾病和缺陷如何影响患者身边的人的生活；理解用自己的乐器进行适当的练习；可以演奏一件便携式乐器，如果需要可以带在身边；对适合患者的曲目有一定的了解；选择符合干预目标的合适曲目的能力；有即兴演奏的能力，这样就能教患者即兴演奏，以此表达无法用口头表达的情感等；能够在纸面上或视谱的时候变调等。以上这些，有些是治疗可能会发生的情境，有些是与治疗师的能力相匹配的，不过都可以作为自我评估的方面，以确定自己从事音乐治疗职业的动机是否稳定。

二、乐于与人交往

乐于与人交往与乐于帮助他人是成为音乐治疗师的素质要求的重要条件。尽管帮助他人这种利他主义的体验会增强自我价值感，但是它不应该成为当一名音乐治疗师的前提，帮助他人的职业的最基本的目的不是通过自己的工作让自己感觉良好。因此应该在从事一个帮助他人的职业之前，就是一个乐于与他人交往的人，这里所说的乐于与人交往更多的是指一个人的先天特质，而不是完全靠后天去培养。但这并不是说音乐治疗师的性格都必须是外向型的，而是说与人交往的愿望对一名音乐治疗师是最重要的。人的性格没有好坏之分，但是作为一名音乐治疗师，容易与人相处的人格特质在作为音乐治疗师的职业上具有优势。

1. 表达能力

沟通可以说是一种表达的过程，也可以说是一种接受别人所表达的内容，并进一步给予回应的过程。为了鼓励来访者的多种反应，音乐治疗师本身必须先具备较强的表达能力。这里的表达能力既包括语言表达能力，也包括肢体语言表达能力。

在进行音乐治疗时，语言沟通能力是必不可少的，虽说音乐是一种非语言的沟通工具，并且在音乐治疗过程中音乐的使用比例很大，但在治疗中如何把自己正在做的事，用语言解释，并且向他人表达出来也是非常重要的，因为音乐治疗过程的意义是需要治疗师用言语清楚表达出来的。在治疗过程中让不同的来访者都能理解你的谈话内容及记录内容的能力是音乐治疗师不可欠缺的条件。此外肢体语言表达能力也是音乐治疗中重要的能力，特别是在面对重症患者时，治疗师有时甚至必须夸张地表现其声音、视线、表情或全身的动作。一个好的音乐治疗必须具有范围广泛的表达能力。

2. 感受性

音乐治疗中所使用的音乐，技术上大多不太困难。不论是原曲的呈现，还是即兴的演奏，在大多数场合，都比专业音乐所要求的表现技巧简单容易得多。然而，即使是使用技巧简单的乐曲，在临床上也会根据需要做不同的演奏，或是匹配来访者的需求做调整等，因此，治疗师对音乐的感受性就显得格外重要了。这里所说的感受性，并不单指音乐，还指表情、音调、说话的方法、动作举止、疗程进行的程序等。在这样的情形下，有别于对乐谱的解释或克服困难的技巧演奏等传统的音乐活动，治疗师必须用不同的观点理解音乐、呈现音乐、使用音乐。由于这种对音乐的感受性，并非只靠努力与练习就能做到的，这与治疗中对此时此刻治疗情境的投入、捕捉治疗中的需求、感受来访者等有直接的关系，同时与治疗经验的累积也息息相关。

3. 想象力与创造力

想象力是人在已有形象的基础上，在头脑中创造出新形象的能力。想象力是感性与知性间的一种中介性先天能力。在音乐治疗领域中，想象力意味着在你设计一个音乐治疗方案时，你可以根据对来访者的了解和经验在头脑中设想可能发生的治疗情境。如果没有想象力，你的创造性便无法形成更为具体的、可操作的活动。而创造力是指在活动中创造出独特的、新颖的、有社会价值的产品的能力。创造力对音乐治疗师来说也是一个重要的素质。音乐治疗师面对的是患有各种疾病，或存在各种生理或心理障碍的来访者，他们也许五音不全，或者很难理解音乐的美。同时，音乐治疗师在治疗中安排的音乐活动常常并不以学习音乐技巧为目的，而是把音乐作为一个桥梁、一个媒介，因此音乐治疗师无论是在设计一次治疗计划，还是在临床治疗过程中，都不能以通常意义上的音乐思维来进行操作，而应该根据当下来访者的需要创造性地设计治疗计划。但事实上，想象力和创造力是分不开的，如果没有创造力，你的想象力可能仅仅只是一种对过去已经发生过的事件或经验的记忆而已。

如果一个音乐治疗师没有创造性和想象力，他可能永远只会重复一些别人的治疗方式，由于每一位来访者都是不同的，每一次的治疗情境也是不同的，需要随时随地地调整和改变。一个人的创造力可能是天生的，但在很大程度也是可以通过后天的学习和训练获得的。当你发现自己可以在不同的来访者和不同的情境下游刃有余地完成治疗时，你就可以肯定自己已经具有了一名音乐治疗师所需要的想象力和创造力。

4. 共情能力

人本主义心理学家罗杰斯认为共情意味着进入其他人的内心世界，并完全在那里安顿下来。这包括敏感地、无时无刻地跟随着这个人的感受的改变而改变，去感受恐怖、愤怒、柔情、困惑或这个人的任何其他体验。也就是说要暂时地进入这个人的生命，尽情地体验而不去做任何判断（Rogers，1980）。共情能力是音乐治疗师的又一个重要特质。在音乐治疗中，共情就是指治疗师体验与来访者相同的感受，但同时保持一种分离。就好像来访者演奏一个旋律，而治疗师在高八度或低八度的音域上演奏完全一样的旋律。两个旋律的感觉是一样的，但又是分离的。如果他从大调转到小调，那你也应该做同样的转调，你与他保持一致，但同时又是分离的。当一名音乐治疗师与来访者的生活环境和人生经历有较大不同，或性格相差较大的时候，这种共情可能会变得很困难。但当治疗师把音乐带给来访者的时候，音乐就会成为跨越两个如此不同的人的感受和体验之间的桥梁，成为有力的共情媒介（高天，2008）。

5. 耐心

耐心是一名好的音乐治疗师非常重要的素质。当你平静地忍受着治疗中的混乱、无效和迟缓，而并无抱怨，且在来访者成长和进步的过程中与他们共同坚持时，要做到这些，需要的就是治疗师的耐心。对很多来访者来说，治疗上的改变可能是一个长时间的、充满艰辛的过程。在这个过程里，有时被逼迫到一个人能承受和控制的挫败感的极限，有时对来访者来说可能非常困难并难以坚持下来，但治疗师的耐心很可能就是突破的希望，是前进的动力。当你用最大的耐心和来访者一起走过来后，不仅来访者成长了，很可能治疗师自己也成长了。所以一名音乐治疗师要学会客观地评价自己，对自己的进步也要有耐心（Borczon，2004）。

6. 自我觉察力

一名音乐治疗师的自我觉察力是非常重要的素质。这不仅是为了自己职业的成长，也是个人成长的需要，特别是对那些准备涉足音乐治疗领域的治疗师来说更是如此。一名治疗师只有洞察自己内心世界的困惑和矛盾冲突,并接纳和积极地应对,才能放空自己，并有能力去帮助来访者走出内心世界的困惑和矛盾冲突。一个对生活、生命以及周围的现实生活持有消极甚至悲观态度的治疗师，是无法帮助来访者走出消极和悲观的阴影的，甚至还有可能对来访者和自己造成伤害。因此，自我觉察和及时寻求督导是非常重要的。一名好的音乐治疗师能够成功地将自己内心的矛盾和谐地整合到自我人格体系中，那么他就可以以一种乐观、积极的人生态度帮助他人走上改变的心路历程，培养乐观、积极的心态。

7. 开放包容的心态

作为一名音乐治疗师，你已有的观念和想法在治疗中不可避免地会受到挑战，因为随着治疗的进行，你总会接触到很多新的观念和新的想法，它们都会对你现存的知识、情绪和精神提出新的挑战。如何把这些新观念和新想法纳入你原有的思想和价值体系当中，并有机地融合到一起，决定了你是否能成为一名更好的音乐治疗师。为了从自己的实践经验中学习和吸收营养，你必须对任何新的经验抱有开放的态度，这包括认知、生理、情绪的各种层次上的这些新经验。你首先可以确定这些经验的价值，然后以开放的、包容和无偏见的心态看待这些经验的潜在价值，然后将这些经验整合到自己的价值体系中，从而丰富自己。另外，音乐治疗作为一门新兴的交叉学科，越来越多地受到来自各种学科如心理学、医学、生理学、电子学、社会学等的影响。这些影响不可避免地要引起对传统的音乐治疗学的理论、思路和实践的改变。因此一名音乐治疗师应该密切关注国内外相关学科的发展，随时注意学习新的理论和方法，并和自己的音乐治疗知识结合起来（Davis, Gfeller & Thaut, 1999）。

8. 爱心与职业边界

音乐治疗师需要具有爱心，这意味着他必须关心他人，并愿意为他人提供帮助支持。但是音乐治疗师又必须具有职业性，这意味着他的爱心必须保持在一个职业的范围内，并遵循职业操守，明确职业行为的底线和界限。如果一名音乐治疗师的行为超越了职业范围、职业道德或情绪情感方面的界限，与来访者的治疗关系就会被破坏。爱心一旦超越了职业的边界，就很有可能给治疗进程带来不同程度的破坏，有时甚至是毁灭性的。为此，很多有助人工作性质的行业都会有严格的职业道德规范，音乐治疗也是如此的。当一名音乐治疗师在职业生涯中爱心与职业边界发生矛盾时，就是遭受困难情境时，处理好爱心与职业边界的矛盾是一名称职的音乐治疗师必需的能力和素质。爱心是一名治疗师必备的素质，但是爱心不能过度使用或滥用，带着助人的爱心，同时又有职业操守作为把控的边界，才能行使好自己的职责，真正帮助到来访者（Borczon，2004）。

9. 音乐能力

音乐治疗师与其他治疗师最大的区别就是，音乐治疗师使用音乐作为治疗的基本手段。只有美的音乐才能发挥最大的治疗效果，才能吸引来访者投入音乐的互动中，才能最大限度地影响来访者的身心及情绪体验。美的音乐需要音乐治疗师有高超的音乐能力。根据美国音乐治疗协会对注册音乐治疗师的资格条件要求，音乐治疗师必须具有较强的钢琴、吉他和声乐的能力，因为这些音乐能力都是音乐治疗临床上最常用的手段。此外，对各种打击乐器的演奏能力也很重要，因为在治疗过程中会经常用到各种各样的打击乐器，为音乐旋律即兴地用钢琴或声乐提供和声伴奏也会为音乐治疗过程增光添彩。钢琴、吉他和声乐的即兴伴奏伴唱能力是音乐治疗师应该具有的重要能力之一（Borczon，2004）。美国音乐治疗协会对音乐治疗师的临床训练要求以专业能力为基础，将所需能力分成三个方面：音乐基础、临床基础和音乐治疗基础，只有精通这三个方面能力的人才能毕业，而且在职业生涯中你会发现更多需要学习的东西。你可以做一个年度回顾计划，这样就可以通过检查这张清单了解自己是否在这些领域有所成长。其中，音乐基础方面的能力包括音乐理论和历史、音乐创作和改编能力、主要表演媒介的能力、键盘能力、吉他能力、声乐能力、非交响乐的乐器能力、即兴演奏能力、指挥能力、运动能力；临床基础方面的能力包括特殊性、理论基础、治疗关系；音乐治疗基础和原理方面的能力包括患者评估、治疗计划、治疗实施、治疗评价、文件归档、治疗终止/出院方案、专业角色/伦理、跨学科合作、督导和监督、研究方法（Wheeler，2005）。

总之，一个音乐治疗师的素质是多方面的、跨学科的，并且和个人的人格特质相联系。有些是天生的，有些是后天学习训练获得的。作为助人职业的音乐治疗，对从业音乐治疗师素质的要求从某种程度上来说，要比有些专业更高、更全面。所以音乐治疗师通常既是一个好的音乐家，也是一个好的治疗师。

第二节　音乐治疗师的职业伦理

职业伦理从社会伦理学的视角，指职业活动中的伦理关系及其调节原则。那么什么是伦理呢？中国的伦理最早见于《乐记》：乐者，通伦理者也。指明了礼乐在伦理上的教化作用，强调音乐艺术必须纳入礼的规范，是儒家的美学思想。对伦理的现代解释是处理人与人、人与社会相互关系时应遵循的道理和准则。美国《韦氏大辞典》对于伦理的定义是：一门探讨什么是好什么是坏，以及讨论道德责任义务的学科。从中我们可以看到无论东方西方，关于伦理的阐述都与道德分不开，因为伦理和道德都关乎人类社会生活的价值规范，它们具有创造和谐社会的功能。所以在很多的职业中，伦理是指导行业规范的标尺和规则。从事助人职业的专业人员也不例外，包括音乐治疗师在内的专业助人者学习、理解、践行职业伦理是非常重要的。

不同的职业、不同的机构都有自己的职业规范条例，比如同样是助人专业的心理咨询与治疗的行业规范，适用于中国音乐治疗师的行业规范准则可参考的有《中华人民共和国精神卫生法》《中国心理学会临床与咨询心理学工作伦理守则》以及《美国音乐治疗协会职业道德与伦理规范》。《中华人民共和国精神卫生法》里专门有关于心理咨询与治疗方面的规范要求，而 2018 年制订的《中国心理学会临床与咨询心理学工作伦理守则》中，将善行、责任、诚信、公正、尊重这五项作为伦理道德的核心准则。进而从专业关系、知情同意、隐私权和保密性、专业胜任力和专业责任、心理测量与评估、教学、培训和督导、研究和发表、远程专业工作（网络/电话咨询）、媒体沟通与合作、伦理问题处理十个方面进行了阐述。2015 年制订的《美国音乐治疗协会职业道德与伦理规范》从专业能力与责任、一般准则、与来访者/学生/研究对象的关系准则、与同事的关系准则、与雇主的关系准则、社区/公众的责任准则、专业/协会的责任准则、学术伦理准则、劳务报酬及商业活动准则、音乐治疗服务的推广准则、教育（教育、监督、管理）准则、互联网上言谈举止准则、履行的准则十三个方面全面地阐述了音乐治疗师的伦理准则，这些都是指导助人专业人员如何工作的行为准则。虽然各个组织的职业道德标准制订的具体行为规范有所不同，但是在一些关键问题上都有一致的关注，都说明了职业的能力和治疗师与受助者的关系等。

一、保密原则

保密性的意思是指治疗师不能将治疗过程中获得的患者的资料在除直接的专业医疗小组以外的场合泄露或讨论。这一原则不但出现在绝大多数的职业道德条例中，而且有些法律中也有明确规定。

《美国音乐治疗协会职业道德与伦理规范》（2015年）中的第三章有一节专门描述了保密原则，其中重要的内容包括：

- 音乐治疗师应确保来源于临床、督导、教学、研究资料的保密性；
- 音乐治疗师需要在治疗前向来访者告知保密原则的局限性；
- 音乐治疗师在研究或教学过程中若需要使用来访者的资料，需获得来访者或监护人的同意，并在同意书中明确说明使用的内容和途径。在使用时需要更改来访者的真实姓名；
- 所有获取可识别来访者身份的资料，包括但不局限于语音、文字、音频、视频和数码等方式均需要得到来访者或其监护人的同意，并由治疗师做好相应的保密措施，执行恰当的安全措施来保存及处理相关记录；
- 信息获取过程中的评估、咨询、监督、同行评审、治疗保证等，信息都将会被保密；

- 遵守国家、地方法规和组织机构的政策和程序，可能披露机密信息的情况包括但不限于：A.经过仔细的审查确定社会、来访者或其他个人将受到伤害，在该情况下，治疗内容将有可能被公开给有关当局、专家或者相关人士，来访者在合理情况下可以了解该过程；B.同时负责此个案或事件的专业人士及机构；C.来访者同意将保密信息发布；D.当法院或行政机构需要相关信息时，按法例要求提供相应资料。

　　柯瑞对在一些情况下可以突破保密原则做了一些具体的说明。如果患者的语言或行为在下列情况下是允许被透露的：当患者的行为即将对其本人或他人构成危险时，例如一位患者告诉治疗师，她要杀死前男友，那么该治疗师具有法律义务通知受到威胁的人以及适当的部门，以便采取必要的保护措施以避免有害行为的发生；在对儿童有虐待行为的情况下；在涉及法律的情况下，如法庭需要有关信息资料的情况下可以突破保密原则（Corey，1996）。

　　保密原则是音乐治疗非常重要的一部分，作为音乐治疗从业人员，从开始学习音乐治疗时，就要有意识地培养在音乐治疗实践中的保密原则。这既是对来访者负责，也能有效地保护音乐治疗师。

二、治疗关系原则

音乐治疗师一定要在治疗关系中有明确的专业身份和角色，避免无关专业身份或职业角色的侵入。《美国音乐治疗协会职业道德与伦理规范》第三条中规定：音乐治疗师不允许与来访者、学生、研究对象发展出双重关系，并应当尽量避免这种情况的发生，保证治疗中专业的判断及客观性（例如在治疗关系外同时有竞争性利益或利益冲突）等。

音乐治疗师与来访者之间是单纯的治疗关系，不能与来访者发展超越专业关系之外的私人关系，如恋爱关系、朋友关系、亲戚关系、同事关系、同学关系、事业或商业伙伴关系等。在治疗前、治疗中甚至治疗后都不应该发展任何治疗关系之外的关系，因为治疗关系之外的任何关系的存在都会影响治疗过程中治疗师对来访者的客观立场和理解，也会影响来访者的自我真实的内心世界的开放，从而最终影响治疗的效果，并危害来访者的利益。避免可能造成来访者身心伤害的任何不道德的行为举止，特别是不能与来访者发生性关系。治疗师必须按自己的专业标准来收费，除此之外不能收取来访者任何物质上的馈赠。

在治疗过程中，治疗师是来访者可以敞开心扉、信任地说出自己秘密的人，这种对治疗师职业的信任感很可能会在无意识中被来访者错误地体验为对治疗师个人的信任和依恋的情感。而治疗师面对一个无助的人向自己敞开深层的丰富情感世界时，也很容易产生强烈的情感共鸣和感动。因此，治疗师与来访者相互之间产生情感的现象非常容易发生，但这种情感不是生活中相互爱慕的情感，而是特殊环境和角色造成的一种错觉，是一种在治疗中常见的移情与反移情现象。因此，治疗师要随时在治疗中处理好治疗师与来访者之间产生的移情和反移情的关系。需要说明的一点是学生为了学习和实践的目的在同学、朋友或朋辈之间进行的操作练习、自我体验，或教师出于教学和训练目的为学生进行的治疗示范教学，属于非正式的治疗关系。

三、专业胜任力原则

音乐治疗师必须是经过严格系统的专业训练，并通过考试获得音乐治疗师资格或证书的专业人士。没有完成系统的专业训练，没有获得相关的资格认证或证书的人士，不应称自己为音乐治疗师，更不能以音乐治疗师的名义进行治疗、教学或其他相关的职业行为。音乐治疗师仅执行他已经得到足够多的训练的工作，不从事他能力范围之外的工作。

《美国音乐治疗协会职业道德与伦理规范》第一章开宗明义地给出了描述，主要包括：音乐治疗师要准确如实地陈述他的资格、职称以及专业认证；音乐治疗师须参加继续教育活动，以维持和提高他的专业知识和技能；音乐治疗师要协助民众识别有能力并合格的音乐治疗师并阻止音乐治疗被滥用及不适当的实践；音乐治疗师要意识到个人的局限性、问题和价值观可能会干扰他的专业工作等。

此外，音乐治疗师应该严格遵守自己的职业道德规范，不做超出自己职业身份的事情。比如音乐治疗师没有诊断权和药物的处方权，所以不应该给任何来访者做出疾病的诊断，或给来访者提出任何有关选择、使用或不使用任何药物的建议。音乐治疗师也不应该超越职能范围，为患者提供任何诸如语言治疗、物理治疗、婚姻治疗等其他职业的专业服务，除非他接受相关的专业培训，拥有相关的职业资格，否则从伦理规范的角度都是违背道德的。

四、来访者的知情权和决定权原则

来访者在接受音乐治疗时有权知道自己的病情、治疗的程序和方式、治疗的预期效果、治疗师对自己病情的理解和治疗计划以及是否停止治疗等，并且有权参与治疗目标的确定；治疗师应完整、客观地向来访者提供正确的信息，不对治疗的作用无限夸大，让来访者明白自己能提供服务及功能的范围。同时，治疗师也不对来访者问题的严重性进行过分的强调或对严重的问题进行轻描淡写。治疗师有必要告知治疗过程中进行的心理干预采用的治疗技术，有时会带来新的痛苦和焦虑，会让来访者陷入一种不平衡的状态，但这很可能是成长的契机。在治疗中，治疗师应该根据来访者的需要制定合理的治疗目标，而不是把自己预设的目标强加给来访者。假设一个来访者因为与重要他人的关系产生了严重矛盾，造成情绪的低落和焦虑而来到音乐治疗师的诊所寻求帮助，并希望能够改善情绪状况。一名精神动力学派的音乐治疗师很可能通过了解来访者的情况，找到来访者问题的根源是来自原生家庭中与重要客体之间的矛盾关系，因此建议来访者做长程的音乐心理治疗。而来访者仅仅希望改善目前的低落和焦虑的情绪，那么治疗师应该充分尊重来访者的决定权，以来访者的目标为目标，而不要将自己的目标强加于来访者，任何治疗只有建立在来访者有意愿和有能力处理的基础上才能有真正的疗效，因此，治疗的决定权永远在来访者手中。

音乐治疗的伦理准则的核心是把来访者的福祉放在第一位。伦理准则既能够有效地保护来访者，又能够有效保护音乐治疗师，还能够促进音乐治疗的有效进行，进而促进音乐治疗行业的有序健康发展。因此，每一名音乐治疗师都有义务自觉遵守这些准则，朝着合格的音乐治疗师的方向迈进。

附　录

团体小组约定书

我承诺：

1. 不迟到、不早退、不缺席、按时参加每一次的团体活动。

2. 尊重团体成员的个人隐私权，严守保密原则。

3. 努力开放自己，与小组成员真诚互动。

4. 小组活动中对事不对人，不对他人进行人身攻击。

5. 小组活动中，不做任何与活动无关的事。

6. 以上活动我愿意接受团体中任何人的监督。

签名：_____

_____年_____月_____日

参考文献

［1］马斯洛.马斯洛人本哲学 [M].成明，编译.北京：九州出版社，2003.

［2］霍杰斯.音乐心理学手册 [M].刘沛，任恺，译.长沙：湖南文艺出版社，2006.

［3］筱田知璋，加藤美知子.标准音乐疗法入门 [M].陈美如，译.台北：五南图书出版社，2008.

［4］第一届全国音乐心理学学术研讨会 [C].北京：中央音乐学院音乐学研究所，2002.

［5］第二届全国音乐心理学学术研讨会 [C].广州：星海音乐学院音乐学研究所，2005.

［6］高天.音乐治疗导论 [M].北京：世界图书出版公司，2008.

［7］高天.音乐治疗学基础理论 [M].北京：世界图书出版公司，2007.

［8］高天.接受式音乐治疗方法 [M].北京：中国轻工业出版社，2011.

［9］帕夫利切维奇.音乐治疗理论与实践 [M].苏琳，译.北京：世界图书出版社，2006.

［10］戈布尔.第三思潮——马斯洛心理学 [M].吕明，等译.上海：上海译文出版社，1987.

［11］普凯元.音乐治疗 [M].北京：人民音乐出版社，1994.

［12］德拉帕.音乐疗伤——抚慰我们身心的古典处方 [M].阿昆，译.西安：陕西师范大学出版社，2003.

［13］亚隆.团体心理治疗——理论与实践 [M].李敏，李鸣，译.北京：中国轻工业出版社，2010.

［14］维勒.音乐治疗临床培训指南[M].高天，张新凯，等译.北京：人民卫生出版社，2010.

［15］吴幸如，黄创华.音乐治疗十四讲[M].北京：化学工业出版社，2010.

［16］William B D，Kate E G，Michael H T.音乐治疗理论与实务[M].吴幸如，等译.新北：心理出版社，2008.

［17］阿尔文，沃里克.孤独症儿童的音乐治疗[M].张鸿懿，高天，译.上海：上海音乐出版社，2008.

［18］张乃文.儿童音乐治疗[M].新北：心理出版社，2004.

［19］Amelia M M. Group Therapy：A Timely Strategy for Music Therapists[J]. The National Association for Music Therapy，1882.

［20］Alison Davies，Eleanor Richards. Music Therapy and Group Work Sound Company[M].London：Jessica Kingsley Publishers，1998.

［21］Bright R. The Art and Science of Music Therapy：A Handbook[M]. Switzerland： Harwood Academic Publishers，1995.

［22］Bohannan P. That sync'ing feeling[J]. Applications of Research in Music Education，1983.

［23］Birdsong B M. New Illustrated encyclopedia[M]. New York： Funk and Wagnalls，1984.

［24］Bruscia K. Cliernt Assessment in Music Therapy[M].Barcelina Publishers，1993.

［25］Clair A A. Therapeutic Uses of Music With Older Adults[M]. Baltimore：Health Professions Press，1996.

［26］Chavin M. The Lost Chord[M].MD：Elder Song Publications，1991.

[27] Cassity M D. The influence of a music therapy activity upon peer acceptance, group cohesiveness, and interpersonal relationships of adult psychiatric patients[J]. Journal of Music Therapy, 1976: 13, 66– 76.

[28] Chazan R. The Group Therapist[M]. London: Jessica Kinsley, 2001.

[29] Cohen G, J Averbach, E Katz.Music therapy assessment of the developmentally disabled client[J]. Journal of Music Therapy, 1978: 15, 88–99.

[30] Corey G. Theory and practice of counselling and psychotherapy[M]. 5 th ed. Pacific Grove: Cole, 1996.

[31] Egan G. The Skilled Helper: A Problem—Management Approach to Helping[M]. CA: Brooks/Cole Publishing Co., 1998.

[32] Eschen J T, 2002. Analytical Music Therapy. Philadelphia: Jessica Kingsley Publishers. Faman L A, 2001. Competency–based approach to intern supervision. In M. Forinash (Ed.) , Music Therapy Supervision. Gilsum: Barcelona Publishers.

[33] Farb P. Humankind[M]. New York: Bantam Books, 1978.

[34] Faman L, Johnson F. Everyone Can Move[M]. New Berlin: Jenson Publications, 1988a.

[35] Faman L, Johnson F. Music Is for Everyone[M]. New Berlin: Jenson Publications, 1988b.

[36] Gardner H. Frames of mind: The Theory of Multiple Intelligences[M]. New York: Basic Books, 1983.

[37] Gorey M S, Callanan P, Russel J M. Group Techniques [M]. Pacific

Grove: Brooks/Cole, 1992.

[38] Goldberg F S. Music psychotherapy in acute psychiatric inpatient and private practice settings[J]. Music Therapy Perspectives, 1989.

[39] Goldfried M R. How Therapists Change: Personal and Professional Reflections[M]. DC: American Psychological Association, 2001.

[40] Hanser S B. Music therapist's handbook[M]. MO: Warren H. Green, 1987.

[41] Hanser S B. A music therapy strategy for depressed older adults in the community[J]. Journal of Applied Gerontology, 1990.

[42] Hanser S B. The New Music Therapist's Handbook[J]. Berklee Press, 1999.

[43] Hodges D A. Handbook of Music Psychology[J]. National Assosciation for Music Thrapy, 1980.

[44] Luksch B C. Colorado State University music therapy handbook[J]. Unpublished manuscript, 1997.

[45] Miller R D. Problems in hospital law [M]. MD: Aspen, 1986.

[46] Maria Ramey. Group Music Activities for Adults With Intellectual and Developmental Disabilities[M]. London: Jessica Kingsley Publishers, 2011.

[47] Mary Priestley. Analytical Music Therapy[M]. MD: Barcelina Publisher, 1985.

[48] Restak R. The Brain: Tire last Frontier[M]. New York: Warner Books, 1979.

[49] Rodacy R E, Boyley J D. Psychological foundations of music behavior [M].

Springbridge: Charles C. Thomas, 1979.

[50] Ruud, 1980; Unkefer, 1990; Corey, G., 1996. Theory and practice of counseling and psychotherapy. 5th ed. Pacific Grove, CA: Brooks/ Cole. Ruud E., 1980. Music therapy and its relationship to current treatment theories. St. Louis, MO: Magnamusic–Baton. Unkefer, R., ed., 1990. Music therapy in the treatment of adults with mental disorders [M]. New York: Schirmer.

[51] Plach T. The creative use of music in group therapy[M]. Springfield: Charles C. Thomas, 1980.

[52] Steiner G. Errata[M]. London: Phoenix, 1998.

[53] Thaut M H. Music therapy as a treatment tool for autistic children[M]. East Lansing: Unpublished master's thesis, 1980.

[54] Victor E, Frank. Experiece in a Concentretion Camp[J].Psychology Today, 1968: 56–63.

[55] Wheeler B. L. A psychotherapeutic classification of music therapy practices: A continuum of procedures[J]. Music Therapy Perspectives, 1983, 7 (2) : 8–12.

[56] Wilson E. Tone Deaf and All Thumbs [M].New York: Viking Penguin, 1996.

[57] Winnter E.Invented worlds[M]. Cambridge: Harvard University Press, 1982.

[58] Yalom I D. The Theory and Practice of Group Psychotherapy[M]. 3rd ed, New York : Basic Books, 1985.

图书在版编目（CIP）数据

团体音乐治疗 / 万瑛著. — 重庆：重庆大学出版社，2021.8

（鹿鸣心理. 创造性治疗系列）

ISBN 978-7-5689-2926-4

Ⅰ.①团… Ⅱ.①万… Ⅲ.①集体心理治疗—音乐疗法 Ⅳ.①R459.9 ②R454.3

中国版本图书馆CIP数据核字（2021）第166053号

团体音乐治疗
TUANTI YINYUE ZHILIAO

万　瑛　著

鹿鸣心理策划人：王　斌
责任编辑：赵艳君　黄永红　　版式设计：赵艳君
责任校对：刘志刚　　　　　　责任印制：赵　晟

*

重庆大学出版社出版发行
出版人：饶帮华
社址：重庆市沙坪坝区大学城西路21号
邮编：401331
电话：（023）88617190　88617185（中小学）
传真：（023）88617186　88617166
网址：http://www.cqup.com.cn
邮箱：fxk@cqup.com.cn（营销中心）
全国新华书店经销
重庆升光电力印务有限公司印刷

*

开本：890mm×1240mm　1/32　印张：8.75　字数：165千
2021年10月第1版　　2021年10月第1次印刷
ISBN 978-7-5689-2926-4　　定价：56.00元